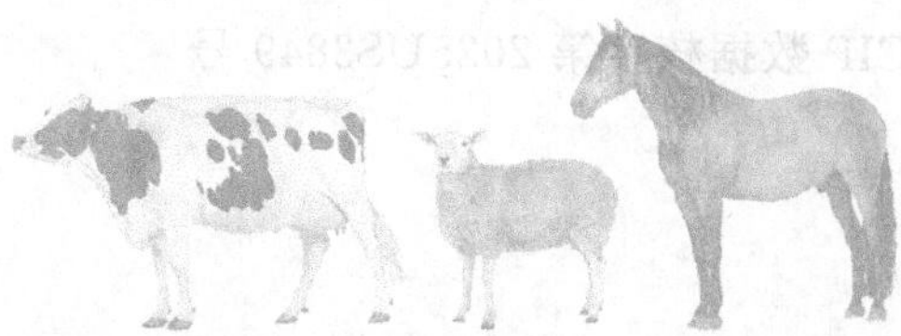

草食家畜兽医外科手绘图解

杜 山　郭文瑞　主编

化学工业出版社
·北京·

图书在版编目（CIP）数据

草食家畜兽医外科手绘图解 / 杜山，郭文瑞主编．北京 ：化学工业出版社，2025.10. — ISBN 978-7-122-48819-0

Ⅰ. S857.12-64

中国国家版本馆 CIP 数据核字第 2025US3849 号

责任编辑：邵桂林

责任校对：边　涛　　　　　　装帧设计：关　飞

出版发行：化学工业出版社

（北京市东城区青年湖南街 13 号　邮政编码 100011）

印　　装：北京科印技术咨询服务有限公司数码印刷分部

710mm×1000mm　1/16　印张 12¾　字数 239 千字

2025 年 11 月北京第 1 版第 1 次印刷

购书咨询：010-64518888　　　　售后服务：010-64518899

网　　址：http://www.cip.com.cn

凡购买本书，如有缺损质量问题，本社销售中心负责调换。

定　　价：98.00 元

本书编写人员

主　　编　杜　山　郭文瑞

副 主 编　刘大程　郭志凯　张志恒

参　　编（按姓氏笔画排序）

王　宇　王　瑞　卢爱桃　白　荟

刘大程　杜　山　张志恒　赵　旭

高瑞峰　郭文瑞　郭志凯

序

内蒙古农业大学兽医学院，前身为1952年成立的内蒙古畜牧兽医学院兽医系，在70多年的教学过程中，始终把培养动手能力强、吃苦耐劳的高素质兽医人才，服务于地方经济发展作为目标，不断深化教学改革，注重加强教育内涵建设，形成了以草食家畜为主的兽医教育。2020年3月投入并建成了内蒙古第一所现代化马专科医院——农业大学马医院，制定马兽医人才培养方案，开展了马兽医方向的招生，形成了内蒙古特色鲜明的反刍家畜和马兽医人才的培养体系。

我院兽医外科教研室教师在日常教学工作中，始终坚持理论联系实践的原则，在兽医临床实践中刻苦钻研、精益求精、不断探索，积累的经验教训毫无保留地传授给年轻教师和学生。本书中所有手绘图均为刘正民等几位前辈所画。20世纪六七十年代，在物资匮乏、没有电脑和软件的条件下，先生们省吃俭用买纸笔和颜料，放弃平时休息时间，收集病例、查阅资料、反复构图、苦心钻研、认真作画，一笔一画将临床疾病通过绘图的方式展现出来。每一幅手绘图简洁易懂、生动直观，堪称兽医外科实验教学示教精品。这批珍贵的外科手术手绘图有240余张，内容翔实全面，自成体系，很多为首次问世，涉及马、牛、羊等草食家畜疾病的诊断、手术、麻醉、外科疾病、内科疾病等。杜山老师继承老教师的教育教学精华和资源，应用现代化的手段将这些手绘图整理翻新和加以出版，并编入电子图库。这项工作是对前辈们毕生之作的最大尊重和传承。本书出版后，可以作为临床研究生、本科生、专科生和临床兽医学习的“可视教具”和临床实践的“即时参考工具”，可帮助每一位兽医在“图解”中直观学习掌握疾病的诊疗过程，提高诊治的效率、安全性和治愈率，对我国专业兽医在大动物疾病学习和提升方面极有教益。

中国畜牧兽医学会外科学分会副理事长

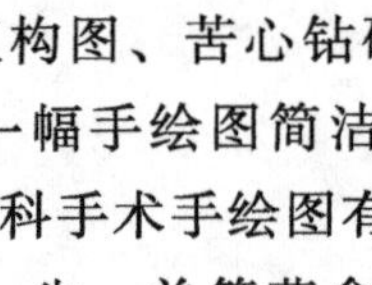

前言

我们在学习兽医外科疾病和临床诊疗过程中，往往会遇到一些“困境”，不容易理解某个手术的关键点，无法想象出临床操作的要点，局部解剖层次也难以映入脑海。所以手绘兽医外科疾病是在大量和多年的兽医临床经验的基础上，对疾病进行深度加工和“艺术升华”，可以帮助我们更深层次地理解疾病。即便是现在人人都可以借助手机拍摄的年代，外科疾病的手绘图画仍然具备着独特的魅力。这些手绘图既可以展示疾病和手术操作，还可以揭示出疾病治疗过程中最关键的步骤。

我们在本书出版前作了多年的前期工作，每幅图片均做了拍摄、扫描，电脑软件处理和修改，进行了图片文字矫正和补充。在编写过程中，我们尽量保持原图风格不变，因多数图中的文字是 20 世纪 50 年代撰写，我们对涉及的部分繁体字进行了调整。由于年代久远，部分图画背景出现污渍和有不同程度掉色，尽管用 photoshop 等软件进行修复，但个别图画仍会出现失真和不清晰，如图 1-19。

本书共十六章，分别为麻醉，切开、缝合及包扎，损伤与感染，眼科与齿科常见疾病，头部外科疾病，颈部与胸腔外科手术，腹部外科手术，产科疾病，疝，跛行诊断，四肢疾病，运动神经麻痹，马蹄解剖，蹄铁打造，装蹄判断，病态蹄及蹄铁安装。全书内容翔实，图画精美，涵盖兽医临床多个学科，可为兽医专业本专科生、研究生、高职学生等提供教学资源，还可为临床兽医提供病例参考。

由于编者水平有限，书中定有不足之处，敬请广大同行批评指正。

杜山

目录

第一章　麻醉 / 001

第二章　切开、缝合及包扎 / 010

第三章 损伤与感染 / 021

第四章 眼科与齿科常见疾病 / 034

第五章　头部外科疾病 / 042

第六章　颈部与胸腔外科手术 / 061

第七章　腹部外科手术 / 072

第八章　产科疾病 / 088

第九章　疝 / 094

第十章　跛行诊断 / 099

第十一章　四肢疾病 / 117

第十二章　运动神经麻痹 / 139

第十三章　马蹄解剖 / 148

第十四章 蹄铁打造 / 154

第十五章 装蹄判断 / 161

第十六章　病态蹄及蹄铁安装 / 173

参考文献 / 190

第一章
麻　醉

第一节　脊旁和腰椎旁麻醉

一、定义

腰旁、脊旁神经传导麻醉也称神经阻滞或区域麻醉，即把局麻药注射到支配某一区域的神经干周围，使其支配的区域暂时失去痛觉而产生麻醉。

二、解剖位置

一般来说，胸神经腹侧支形成肋间神经，最后胸神经的腹侧支称为肋腹神经，腹侧支也分出分支到乳腺。最后肋间神经沿相应的肋骨后缘下行，分布于肷部。髂腹下神经（nervus iliohypogastricus）是第 1 腰神经的主要腹侧支，它延伸到第 1、第 2 腰椎横突末端之间的腹膜后区。在腰椎横突的腹侧，髂腹下神经分为外侧支和内侧支。内侧支伸延至腹股沟区。外侧支在腹壁肌之间延伸并分布于这些肌肉，同时向皮肤分出两个分支：外侧皮支分布于肋骨后方的一窄带皮肤；内侧皮支分布于腹壁腹侧的皮肤、腹股沟乳腺皮肤和大腿内侧皮肤，并与髂腹股沟神经相连接。髂腹股沟神经（nervus inguinalis）是第 2（肉食动物为第 3）腰神经的主要腹侧支，它的分支形式类似于髂腹下神经。髂腹股沟神经外侧皮支分布于髂腹下神经后方的区域，并与后者的分布区有部分重叠。

三、操作方法

通过第一腰椎横突前角，第二、三腰椎横突后角进针，可对髂腹股沟神经、髂腹下神经、最后肋间神经、最后胸神经、第一和第二腰椎神经进行传导麻醉。麻醉后，可完成牛瘤胃手术、马肠管手术、剖宫产等（见图 1-1）。

脊旁麻醉和腰椎旁传导麻醉进针方式：图 1-2 显示脊旁麻醉和腰椎旁神经传导

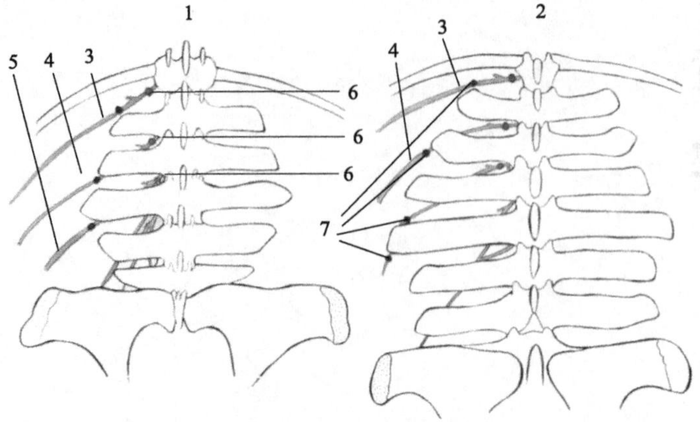

图 1-1 脊旁和腰椎旁神经传导麻醉

1—马；2—牛；3—最后肋间神经；4—髂腹下神经；5—髂腹股沟神经；6—脊旁麻醉部位；7—腰旁麻醉部位

麻醉进针点横切面位置，左图为马进针位置，右图为牛进针位置。在脊旁神经传导麻醉刺入点，沿背最长肌与髂肋肌之间垂直进针，进针深为 5～10cm。在腰旁神经传导麻醉（神经深支）刺入点，垂直进针 3～5cm，针头抵至腰椎横突前角（或后角）后，调整方向再向下进针 1cm。在腰旁神经传导麻醉（神经深支）刺入点，向外斜向 30°进针，进针深度约 1cm。

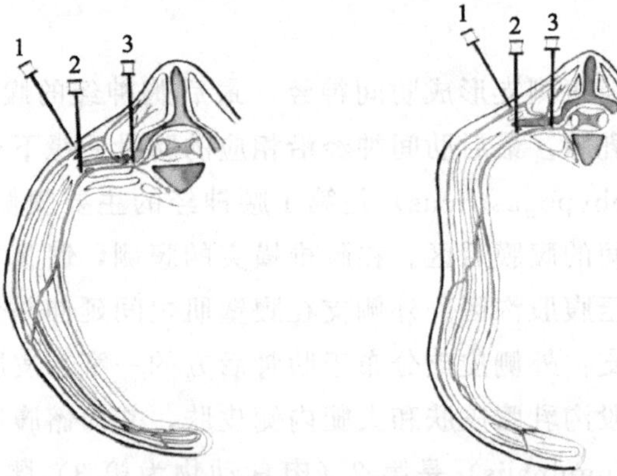

图 1-2 脊旁麻醉和腰椎旁神经传导麻醉针刺位

1—脊旁麻醉进针位置；2，3—腰椎旁麻醉进针位置

第二节 脊髓麻醉

一、定义

将局部麻醉药注射到椎管内，阻滞脊神经的传导，使其支配的区域无痛，称脊

髓麻醉。根据局部麻醉药液注入椎管内的部位不同，又可分为硬膜外腔麻醉和蛛网膜下腔麻醉两种。

二、解剖位置

图 1-3 为马后腹部硬膜外腔麻醉示意图，可使用动物硬膜外腔穿刺针经腰荐间隙和荐尾间隙进入硬膜外腔，对后肢神经以及会阴部神经进行局部麻醉。本图可为后肢手术治疗、神经麻醉治疗等提供参考。

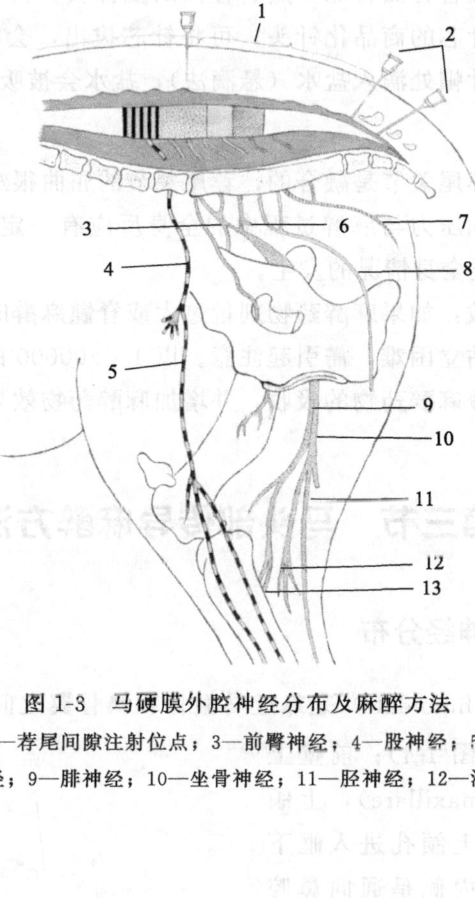

图 1-3 马硬膜外腔神经分布及麻醉方法

1—腰荐间隙注射位点；2—荐尾间隙注射位点；3—前臀神经；4—股神经；5—隐神经；6—后臀神经，7—肛神经；8—会阴神经；9—腓神经；10—坐骨神经；11—胫神经；12—浅腓神经；13—深腓神经

三、操作方法

1. 腰椎荐椎结合部注射方法

针在穿刺过程中，开始时阻力较小，当抵达黄韧带时，阻力增大，并有韧性感。这时可将针芯取下，接上内盛生理盐水留一小气泡的 2mL 或 5mL 注射器，推动注射器芯，有回弹感觉，空气泡被压小。此后，边进针边推动注射器芯试探阻力，一旦突破黄韧带后阻力消失，并有空虚感，注射器内小气泡也不再缩小，回抽注射器芯若无脑脊液流出，则表示针尖已在硬膜外腔。首先注入 5～10mL 利多卡

因，观察 5min，如果动物无异常反应，可根据麻醉需要继续注入 30～50mL 药物。羊等小动物注射时使用 18～22G、5～10cm 长针头，进针方向为垂直腹侧进针如图 1-3。首先注射 0.5mL 2%利多卡因做麻醉实验，如果没有出现任何副反应，可继续给药。如果按照 1mL/4.5kg 2%利多卡因给药可最远达到第一腰椎麻醉效果。

2. 第一、二尾椎间隙注入法

当抬高马尾时，可触诊到第一、二尾椎棘突凹陷。脊髓穿刺针（20G，6～10cm）以垂直皮肤角度刺入中线皮肤，当刺入韧带间隙可以感觉到“落空感”，针头继续刺入直至顶到椎管骨面背侧，然后轻微回拽针头，再将针头倾斜 30°刺入椎管。此时如果使用带针芯的商品化针头，可将针芯拔出，会听到气体流入的声音，可判定为负压；或在针帽处滴入盐水（悬滴法），盐水会被吸进去。

3. 注意事项

由于许多动物的荐尾关节是融合的，荐尾关节的屈曲很难看到或触诊到。脊髓麻醉给药注入的速度和压力与麻醉过程中的全身反应有一定关系，一般按照 15～20mL/min 注入可防止全身情况的发生。

并发症及中毒急救：如果麻醉药物剂量过大或脊髓麻醉时药物注入过快，可造成循环虚脱或造成马站立困难，需引起注意。以 1∶200000 的比例在 2%利多卡因中加入肾上腺素可延缓麻醉药物的吸收，并增加麻醉药物效果半小时左右。

第三节　马头部传导麻醉方法

一、马头部解剖及神经分布

筛孔（foramen ethmoidale）是靠近马额骨和蝶骨翼之间的骨缝，筛神经和筛外血管由此通过（见图 1-4）；前壁上有上颌孔（foramen maxillare），上颌动脉、上颌神经通过上颌孔进入眶下管内（见图 1-5）；背内侧是通向鼻腔的蝶腭孔（foramen sphenopalatinum）和腭管开口的腭后孔（foramen palatinum caudale）。腭后孔和蝶腭孔包绕上颌动脉、静脉和神经的分支。翼腭窝由外侧的上颌结节和内侧的腭骨垂直部围成。面骨的外侧面由上颌骨、切

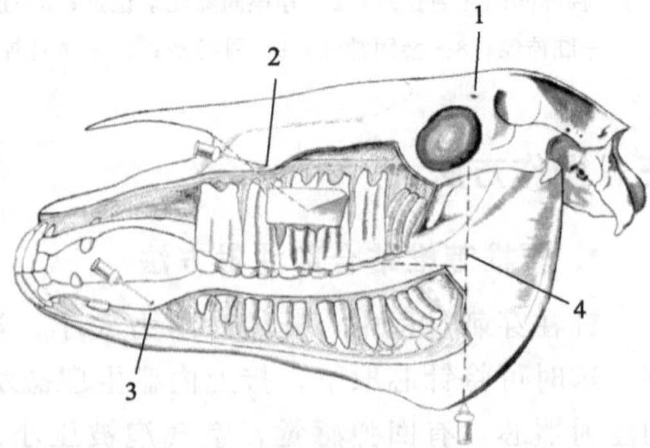

图 1-4　马头部传导麻醉解剖位置图

1—眶上孔；2—眶下孔；3—颌孔；4—下颌孔

齿骨、鼻骨、颧骨和泪骨组成，上颌骨外侧包括眶下孔（foramen infraorbitale）和面嵴（crista facialis），眶下神经和血管经眶下孔离开眶下管。

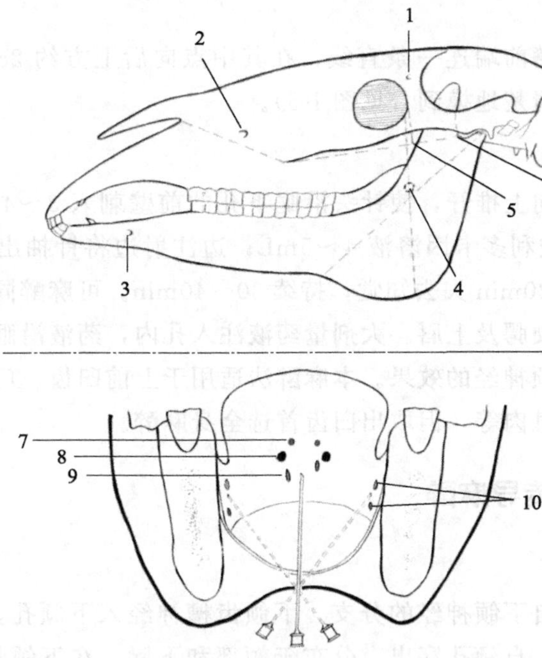

图 1-5　马头部神经传导麻醉法

1—眶上孔；2—眶下孔；3—颌孔；4—下颌孔；5—上颌神经传导麻醉进针位置；6—下颌神经传导麻醉进针位置；7—舌动脉；8—舌静脉；9—舌下神经；10—舌神经

二、舌神经传导麻醉方法

1. 神经解剖特点

舌神经是三叉神经的分支，为感觉神经。它从下颌骨和翼内肌之间经过，在舌根部分成深、浅两支，分布于舌部。舌下神经为运动神经，沿着颌外动脉到舌根，分为浅、深二支，分布于舌骨肌和舌肌。

2. 舌神经传导麻醉操作方法

在舌骨突起前方 2～3cm 处，将长 5～10cm 针头垂直向口腔底部刺入，深达 5cm 左右，随进针随注射 3%盐酸利多卡因溶液 20mL（见图 1-5）。然后将针头退至皮下，针头向一侧倾斜成 45°～60°，再推向一侧下颌骨内侧面，使针尖达骨骼。然后退针 0.5cm，注射 3%盐酸利多卡因溶液 20mL。用同法向另一侧下颌骨内面注射 20mL 药液。经 10～20min 后产生麻醉作用，舌可自动由口腔向外垂出。此麻醉法可用于舌损伤的缝合与修补。

三、眶下神经传导麻醉

1. 解剖定位

由鼻颌切迹至面嵴前端连一条直线，在其中点向后上方约 2cm 处，即为眶下孔所在处，用手指可清楚地摸到（见图 1-5）。

2. 操作方法

将上唇固有提肌向上推开，使针头沿眶下孔的前壁刺入 3～4cm，以防损伤眶下动脉，注入 2%盐酸利多卡因溶液 4～5mL；边注射边将针抽出。如果含血管收缩药，在注射后 15～20min 失去知觉，持续 30～40min。可麻醉同侧的上前臼齿及门齿、齿龈、骨膜、硬腭及上唇。大剂量药液注入孔内，药液沿眶下管向后达上颌神经，可产生麻醉上颌神经的效果。本麻醉法适用于上前臼齿、门齿、犬齿的拔牙术、创伤缝合、切除息肉等，但取出臼齿首选全身麻醉。

四、下颌齿槽神经传导麻醉

1. 解剖定位

下颌齿槽神经来自下颌神经的分支。下颌齿槽神经入下颌孔，横穿下颌导管，在下颌骨内向前延伸，自颏孔穿出，分布于颏部和下唇，在下颌骨内还分出侧支，分布于下颌的牙齿和齿龈。

2. 操作方法

首先需要确定下颌孔位置，作两条假想线：一条是由下颌关节突隆中央到血管切迹前缘的直线，取此线的中点偏上方 1cm 处为标记点，此点即为下颌孔的投影位置。另一条线为标记点与眼眶后角的延长线，一直至颌骨，此直线可用碘酊予以标记（图 1-5）。用长 15cm 的针头，沿第二条线下端，向下颌孔的投影部测量针需要刺入的深度，然后针头在下颌内面翼状肌和骨骼之间，沿标记线方向刺至标记点的深度（12～15cm）。注射 2%盐酸利多卡因溶液 10mL，经过 10～15min 开始麻醉，麻醉可维持 1h。用此法麻醉可进行下颌臼齿、齿龈、下唇及颏部的手术。

五、颏神经传导麻醉

颏神经封闭多用于下嘴唇的伤口缝合。在神经从颏孔走出点注射，随后出现下嘴唇痛觉消失。颏孔位于下颌支的牙间隙正中。向上推移铅笔样的下唇降肌腱可触到该神经，颏神经有厚秸秆样粗细。

第四节　精索传导麻醉法

一、解剖特点

鞘膜腔与腹腔通过腹股沟管内口的鞘膜孔相通。通常腔内有少量的浆液，有助于减轻腔壁与内部器官的摩擦。若肠管或部分网膜进入鞘膜腔则形成疝气（腹股沟疝，hernia inguinalis）。鞘环大的动物易患疝气，如马和猪。公猪的疝气有遗传倾向，因此有疝气的猪不应做种用。鞘膜腔上段的狭窄部分包绕着精索。精索由输精管、睾丸血管、神经及浆膜组成，由精索系膜固定，精索系膜继续向下段延伸为睾丸系膜。输精管包在精索系膜褶内。脉管皱襞（也称近端睾丸系膜）附着于附睾，并由此处进入睾丸，延续为远端睾丸系膜（见图 1-6）。

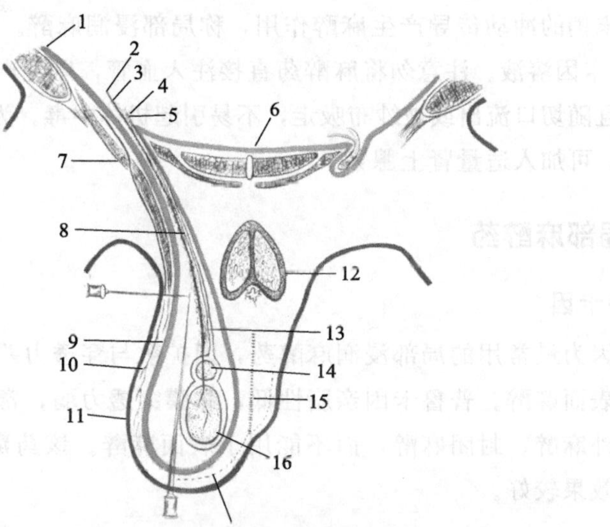

图 1-6　精索麻醉

1—腹膜；2—精系神经；3—筋膜层；4—输精管；5—鼠系管；6—腹腔；7—提睾肌；8—精系；9—总鞘膜；10—皮神经；11—阴囊；12—阴茎；13—截断部；14—附睾；15—缝际；16—睾丸；17—肉样膜

二、操作方法

在睾丸上方 5～10cm 处用手抓住精索，针刺入皮下组织。固定针头，确定未穿透血管，在每条精索内注射 2%盐酸利多卡因溶液 10～20mL；用同样的方法将对侧精索进行麻醉。或用长 12～15cm 的针头在阴囊底部通过睾丸刺入精索内，注入 2%盐酸利多卡因溶液 20～25mL；用同样的方法将对侧精索进行麻醉。然后，沿切口线对阴囊壁进行浸润麻醉。经 10～15min 后睾丸脱垂，可行去势术。

三、进针方式

一种是从阴囊根部水平进针，另一种是沿着总鞘膜与睾丸间隙垂直由下向上进针。按照图 1-6 所示两种方法进针，到达预定位置后，推注局部麻醉药物，以发挥麻醉作用。精系部传导麻醉适用于睾丸摘除术。

第五节　局部浸润麻醉

一、概述

将局部麻醉药，沿手术切口线皮下注射或深部分层注射，阻断注射位点周围组织中的神经末梢的冲动传导产生麻醉作用，称局部浸润麻醉。麻醉药常用 0.25%～1%盐酸普鲁卡因溶液。注意勿将麻醉药直接注入血管，以免产生毒性反应。麻醉药液浓度小，且随切口流出或被纱布吸走，不易引起机体中毒。为减少药物的吸收和延长麻醉时间，可加入适量肾上腺素。

二、常用局部麻醉药

1. 普鲁卡因

普鲁卡因为最常用的局部浸润麻醉药，因扩散与穿透力差，起效慢，作用时间短，不适于表面麻醉。普鲁卡因亲脂性低，黏膜穿透力弱，常用于浸润麻醉、传导麻醉、脊膜外麻醉、封闭麻醉，而不能用于表面麻醉。该药毒性小，安全范围大，应用较广，效果较好。

2. 利多卡因

利多卡因为酰胺类中效局麻药，与普鲁卡因相比，利多卡因起效快、穿透性强、弥散广，无明显的血管扩张作用和组织刺激作用，持续时间长。利多卡因的组织穿透力比普鲁卡因强很多，注射后可很好地穿透周围的神经干。其毒性在 0.5%浓度时与普鲁卡因相似，1%浓度时比普鲁卡因大 40%，2%浓度则增加 2 倍。

3. 丁卡因

丁卡因属于长效酯类局麻药，麻醉强度为普鲁卡因的 10～15 倍，但毒性为普鲁卡因的 10～12 倍；毒性反应率大于普鲁卡因，起效时间短（10～15min）、脂溶性高、穿透性较强、表面麻醉效果较好，临床上可用于表面麻醉、浸润麻醉、神经阻滞、硬膜外麻醉。1%丁卡因水溶液常用于点眼，2%的水溶液常用于咽、喉、鼻、阴道、直肠黏膜的表面麻醉。

三、麻醉方式

可按手术需要，选用直线浸润、菱形浸润、扇形浸润、局部浸润等麻醉方式（见图 1-7）。直线浸润麻醉多用于直线形皮肤切口，操作时将针头在切口的一端先刺入皮下，沿皮下或深层组织，推针至切口另一端，接注射器，边抽边退针头，边注入药液。如果手术部位肌肉层次清晰分明，组织厚度充分，还可采取逐层浸润麻醉，即用低浓度（0.25%）和较大量的麻醉药浸润一层即切开一层的方法将组织逐层切开。

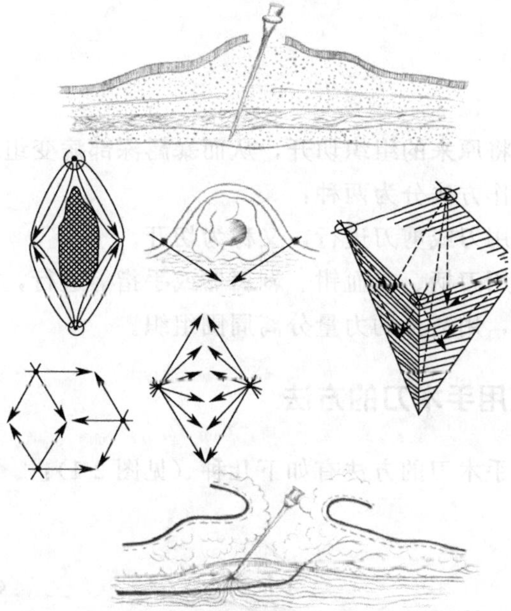

图 1-7　局部浸润麻醉示意

四、操作方法

在手术预定切开区域周围选定两点或数点，由该点向邻近皮下组织及深层组织注射局部麻醉药物，使药液注射区域神经纤维传导被阻断，达到区域麻醉效果。

第二章 切开、缝合及包扎

第一节 组织分离

一、组织切开

指利用手术器械将原来的组织切开，从而暴露深部病变组织器官，达到治疗疾病的目的。分离的操作方法分为两种：

（1）锐性分离 用刀或剪刀进行，又称为切开。

（2）钝性分离 用刀柄、止血钳、剥离器或手指等进行，方法是将这些器械或手指插入组织间隙内，用适当的力量分离周围组织。

二、组织切开时使用手术刀的方法

组织切开时使用手术刀的方法有如下几种（见图 2-1）：

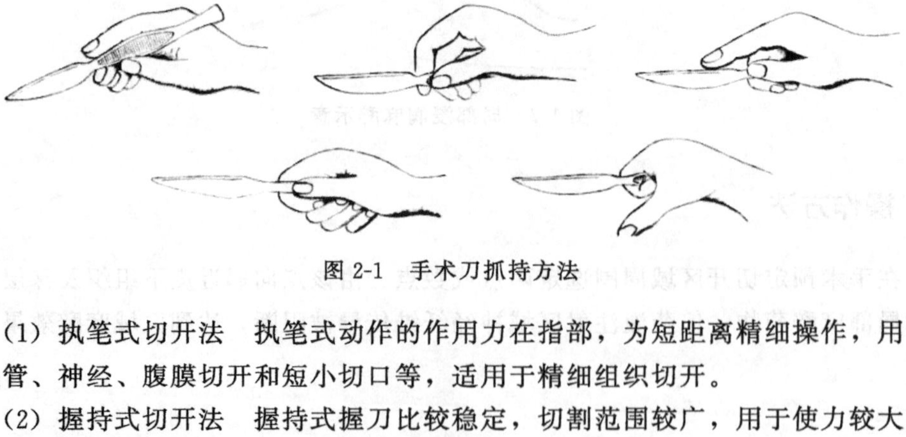

图 2-1 手术刀抓持方法

（1）执笔式切开法 执笔式动作的作用力在指部，为短距离精细操作，用于解剖血管、神经、腹膜切开和短小切口等，适用于精细组织切开。

（2）握持式切开法 握持式握刀比较稳定，切割范围较广，用于使力较大的切开，如截肢、肌腱切开、较长的皮肤切口等。

（3）弓式切开法 弓式持刀是常用的执刀法，拇指在刀柄下，食指和中指在刀柄上，腕部用力，用于较长的皮肤切口及腹直肌前鞘的切开等。

(4) 全握式切开法　适用于较硬的组织。

(5) 偏刀切开法　大拇指抵压周围的骨或筋腱，适用于周围有骨组织等硬组织的切开。

三、注意事项

无论哪一种持刀法，都应以刀刃突出面与组织呈垂直方向逐层切开组织，不要以刀尖部用力操作，执刀要适中，过高控制不稳、过低妨碍视线。手术刀在传递过程中，传递者手持刀片与刀柄结合处，刀刃向外，刀背向内，刀柄向前，刀尖向后，先将刀柄递出，避免在传递过程中误伤术者和自己。

四、运刀方法

图 2-2 所示为组织切开的三种运刀方式。第一种（图 2-2 上）为皮肤紧张切开，左手绷紧皮肤，右手执刀将皮肤切开；第二种（图 2-2 中）为紧张切开，为避免误伤切开组织下的其他组织，左手执手术镊提起组织，右手执刀将组织切开；第三种（图 2-2 下）为垫衬切开，借助有槽探针，隔离下面的组织，右手执刀通过反挑法切开组织。

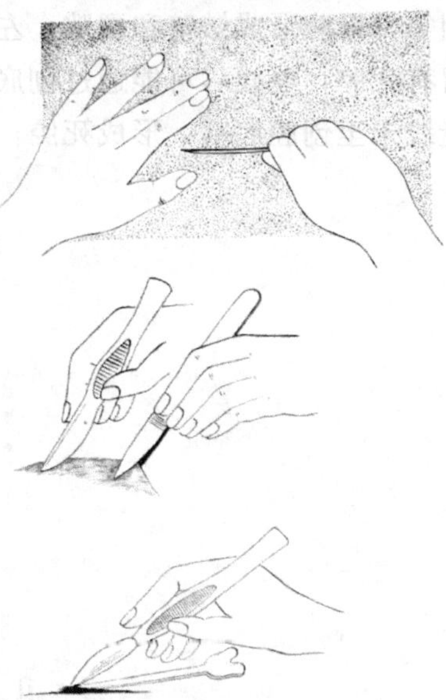

图 2-2　切开组织运刀法

第二节　缝合基本原则

一、定义

缝合（sutures）是将已切开、切断或因外伤而分离的组织、器官进行对合或重建其通道，保证良好愈合的基本操作技术。在愈合能力正常的情况下，愈合是否完善与缝合的方法及操作技术有一定的关系。

二、缝合的基本原则

(1) 严格遵守无菌操作。

(2) 缝合前必须彻底止血，清除凝血块、异物及无生机的组织。

(3) 为了使创缘均匀接近，在两针孔之间要有相当距离。

(4) 缝针刺入和穿出部位应彼此相对，针距相等。

(5) 无菌手术创或非污染的新鲜创经外科常规处理后，可作对合密闭缝合；化脓腐败过程中以及具有深创囊的创伤可不缝合，必要时作部分缝合。

三、缝合注意事项

图 2-3 为外科缝合示意图。缝合时，缝针刺入和穿出的部位应彼此相对、针距相等，以防形成皱壁和裂隙。左下图为正确的缝合示意，缝合过程中不可在组织中留有死腔，缝线尽可能通过创底消除死腔。右下图为错误的缝合方式，缝合过程中缝线未至创腔底部，形成死腔，术后易造成感染和血清肿。

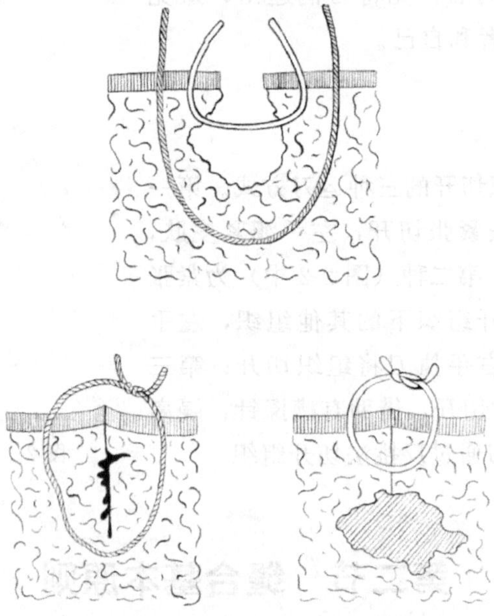

图 2-3　缝合原则模式图

第三节　不同软组织缝合方式

用于动物软组织的缝合模式很多，其分类应考虑下列条件：缝合器官、组织的解剖学特征；缝合的方式使组织获得对接、内翻或外翻；缝合的方式要求能够抵消不同器官、组织的张力强度；一般实行间断缝合或连续缝合。当前兽医外科手术将软组织缝合的模式有以下几种：

一、结节缝合

进针和出针点离开创缘一定距离，保持针间距相等（图 2-4 上左）。从皮肤切口中心开始，对称缝合。每缝合一针，打一结。结一定要位于创缘一侧，不可压在创缘上，否则会影响愈合。优点：操作容易，迅速；个别缝线断裂，不致整个创面裂开；如果创口有感染可能，可将少数缝线拆除排液；对切口创缘血液循环影响较小，有利于创伤的愈合。本缝合方式用于皮肤、皮下组织、筋膜、黏膜、血管、神经、胃肠道缝合。

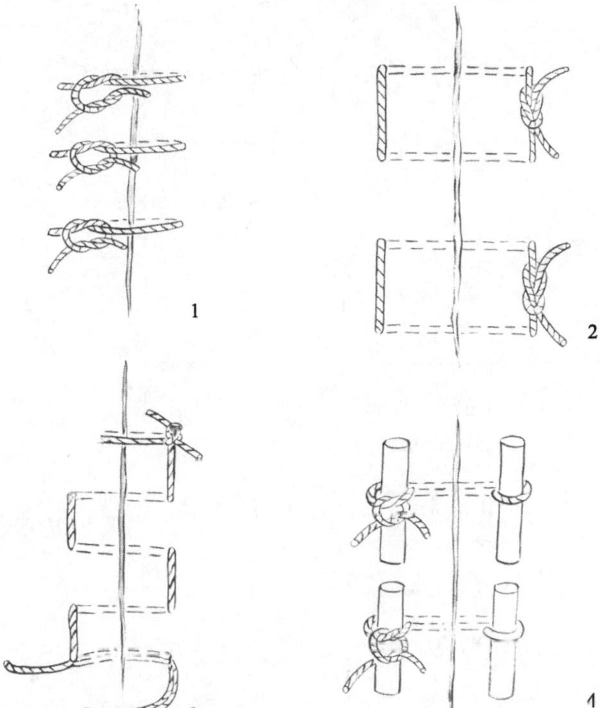

图 2-4 缝合样式一

1—结节缝合；2—间断褥式缝合（水平纽孔缝合）；3—连续水平褥式内翻缝合；4—圆枕缝合

二、水平纽孔缝合

水平纽孔缝合又称间断水平褥式内翻缝合（图 2-4 上右），适用于组织张力较大的组织缝合。水平纽孔缝合还可使组织外翻，如用于疝的修补手术。在水平纽孔缝合的基础上可以改进缝合方式，如连续水平褥式内翻缝合（图 2-4 下左，适用于胃肠道、子宫浆肌层的缝合），减压（圆枕）缝合（图 2-4 下右，适用于张力较大组织的减压缝合）。

三、单纯连续缝合

单纯连续缝合又称螺旋缝合（见图 2-5），是用一条缝线自始至终连续缝合一个创口，最后打结。第 1 针和打结操作同结节缝合，以后每缝 1 针都应事先确保创缘对合，使用同一缝线以等距离缝合，拉紧缝线，最后留下线尾，在一侧打结。常用于具有弹性、无太大张力的较长创口。

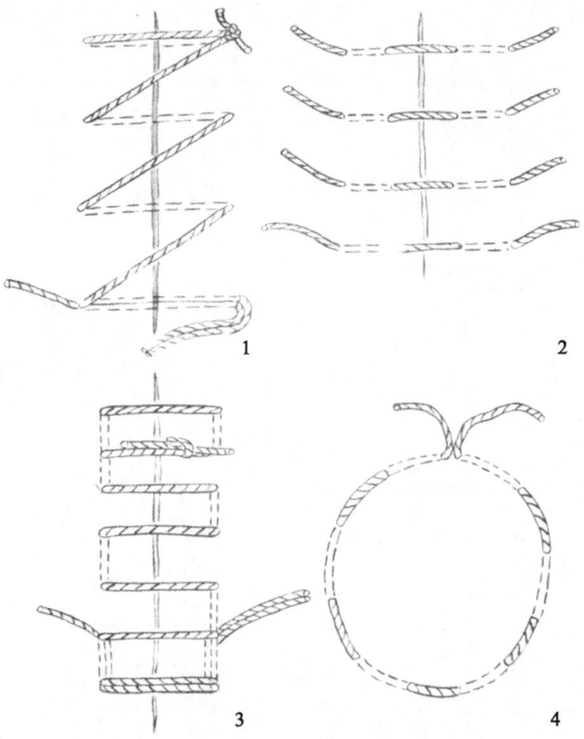

图 2-5　缝合样式二

1—螺旋缝合；2—间断垂直内翻缝合；3—连续水平褥式内翻缝合；4—荷包缝合

四、间断垂直内翻缝合

间断垂直内翻缝合是一种张力缝合（见图 2-5）。针刺入皮肤，距离创缘约 8mm，创缘相互对合，越过切口到相应对侧刺出皮肤。然后缝针翻转在同侧距切口约 4mm 处刺入皮肤，越过切口到相应对侧距切口约 4mm 处刺出皮肤，与另一端缝线打结。该缝合要求缝针必须刺入皮肤真皮下，切口的两侧刺入点要求接近切口，这样皮肤创缘对合良好，不能外翻。

五、连续水平褥式内翻缝合法

连续水平褥式内翻缝合法又称库兴氏缝合（见图 2-5），该缝合于切口一端开始先做一浆膜肌层间断内翻缝合，再用同一缝线平行于切口做浆膜肌层连续缝合至切口另一端。本缝合方法适用于胃、子宫、膀胱浆膜肌层缝合。

六、荷包缝合

荷包缝合即环状浆膜肌层的连续缝合，又称袋口缝合（见图 2-5）。主要用于胃肠壁或膀胱壁上小范围的内翻缝合，如小的胃肠穿孔或小的膀胱结石手术切口的浆膜肌层缝合，也用于胃肠引流时的固定等缝合。

第四节　不同软组织的缝合方法

不同组织解剖结构特点不同，不同部位的组织器官需采用不同的方式方法进行缝合。缝合可以用持针钳进行，也可徒手直接拿直针进行，此外还可以用皮肤钉合器、消化道吻合器、闭合器等。

一、肠管缝合

肠吻合方法有端端吻合、侧侧吻合与端侧吻合 3 种。端端吻合：符合解剖学与生理学要求，临床常用，但在肠管较细的动物，吻合后易出现肠腔狭窄，应特别注意。侧侧吻合：适用于较细的肠管吻合，能克服肠腔狭窄之虑。端侧吻合：在兽医临床上仅在两肠管口径相差悬殊时使用。

确定切除和切开范围：肠切除线应在病变部位两端 5～10cm 的健康肠管上，近端肠管切除范围应更大些。展开肠系膜，在肠管切除范围上，对相应肠系膜作 V 形或扇形预定切除线。在预定切除线两侧，将肠系膜血管进行双重结扎，然后在结扎线之间切断血管与肠系膜。

助手扶持并合拢两肠钳，使两肠断端对齐靠近，检查拟吻合的肠管有无扭转。首先在两断端肠系膜侧距肠断缘 0.5～1cm 处，用 1～2 号丝线穿透两肠壁浆肌层或全层作牵引线（长约 25cm）。在对肠系膜侧用同样方法另作牵引线，紧张固定两肠断端便于缝合。然后用直圆针自两肠断端的后壁在肠腔内由对肠系膜侧向肠系膜侧作连续全层缝合，连续缝合接近肠系膜侧向前壁折转处，将缝针自一侧肠腔黏膜向肠壁浆膜刺出，而后缝针从另侧肠管前壁浆膜刺入，复而又从同侧肠腔内黏膜穿出。完成第一层缝合后，用生理盐水冲洗肠管，手术人员更换手套、手术巾与器械，转入无菌手术。第二层采用伦贝特氏缝合前后壁。系膜侧和对肠系膜侧两转折处必要时可作补充缝合。撤除肠钳，检查吻合口是否符合要求。最后间断缝合肠系膜游离缘（见图 2-6）。

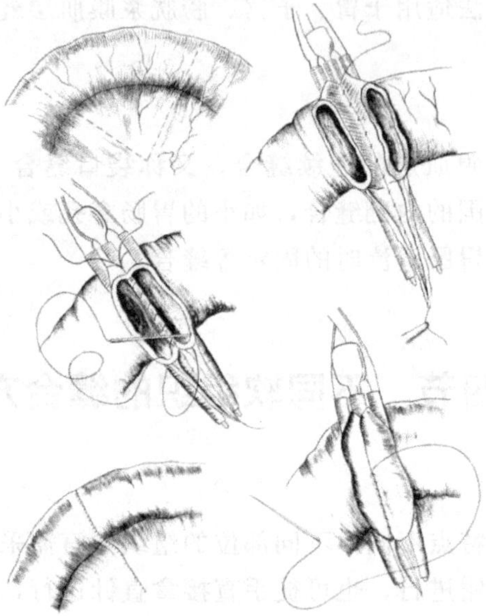

图 2-6　大家畜肠管缝合方法

二、血管缝合法

血管缝合常见的并发症是出血和血栓形成。缝合操作要轻巧、细致，不得损伤血管壁。血管端端吻合要严格执行无菌操作，防止感染。血管内膜紧密相对，因此血管的边缘必须外翻，使血管内膜接触，外膜不得进入血管腔。缝合处不宜有张力，血管不能有扭转。血管吻合时，应该用弹力较低的血管夹阻断血流。缝合处要有软组织覆盖。图 2-7（上）为血管壁缝合法；图 2-7（下）为血管断端吻合术，采用间断褥式缝合法。图 2-7 为大血管缝合，借助血管钳暂时性止血，再采取断端缝合法，本图可为大血管切断后吻合提供参考。

三、腱缝合方法

腱的断端应紧密连接，如果末端间有裂缝被结缔组织填补，将影响腱的功能。缝合时要小心操作，不能使腱的末端受到挫伤而引起坏死。缝合部位周围粘连会妨碍腱愈合后的运动。因此，腱的缝合要求腱鞘保留或重建；腱、腱鞘和皮肤缝合部位不要相互重叠，以减少腱周围的粘连。缝合多采取白奈氏缝合法（见图 2-8）。

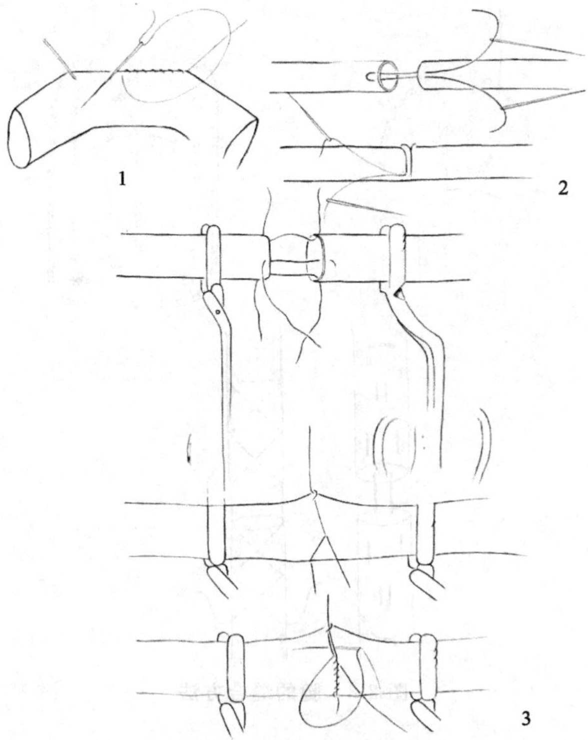

图 2-7　大血管缝合法

1—血管侧壁缝合法；2—间断褥式缝合法；3—血管断端吻合法

缝线放置在腱组织内，保持腱的滑动功能。腱鞘缝合使用结节缝合和非吸收缝合材料，特别使用特制的细钢丝缝合。肢体固定是非常重要的，至少要进行肢体固定 3 周，使缝合的腱组织不能有任何张力。

四、血管结扎法

为确切止血，一般采用结扎或将被止血组织的基部或周边缝合、贯通结扎的方法。该止血方法通过缝合线环扎血管实现，缝线留置在组织内，不容易滑脱。出血点不是很明确或其他方法不能止血的情况下，本方法也可以止血。需止血部位的组织用针线缝合很快止血后，结扎线很难脱落，不必担心术后出血。

操作方法：在结扎时，将钳夹着被结扎组织的钳子尖部让结扎者看到是最重要的，但是，将钳子尖部上举时被结扎组织的基部存在着断裂的危险，特别是狭窄且较深的术野，其危险性更大，而如果用针线缝合就可能不用上翘钳类，或钳子稍翘起一点就可以结扎了。在比较低凹的底部有出血时，看不清确切出血点，将认为是出血点的地方用针线穿过，向上提就会很清楚地看到出血点，再用钳子夹住，就可以结扎了，如果出血点位置明确可直接结扎止血。

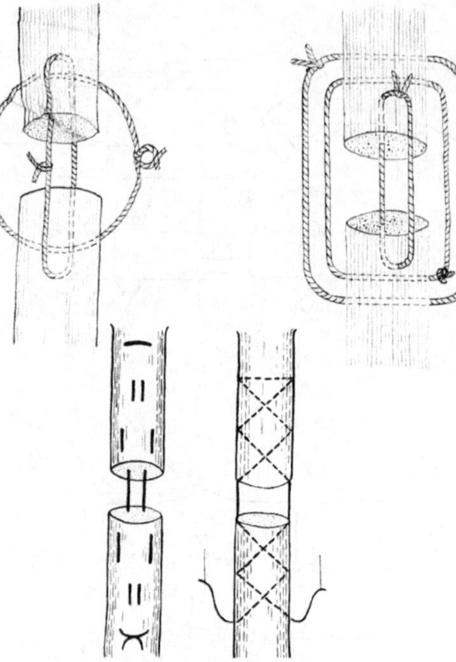

图 2-8　腱的缝合方法

血管结扎有不同的方法（见图 2-9），分别为肌内血管结扎、牵引器辅助结扎、牵拉结扎、贯穿结扎和大血管结扎。其中肌内血管结扎主要适用于肌肉内血管结扎；牵拉结扎主要适用于游离性较大的血管结扎；贯穿结扎适用于组织内包裹的血管结扎，结扎效果稳定且确实；大血管结扎适用于体内主干血管的切除或切断。

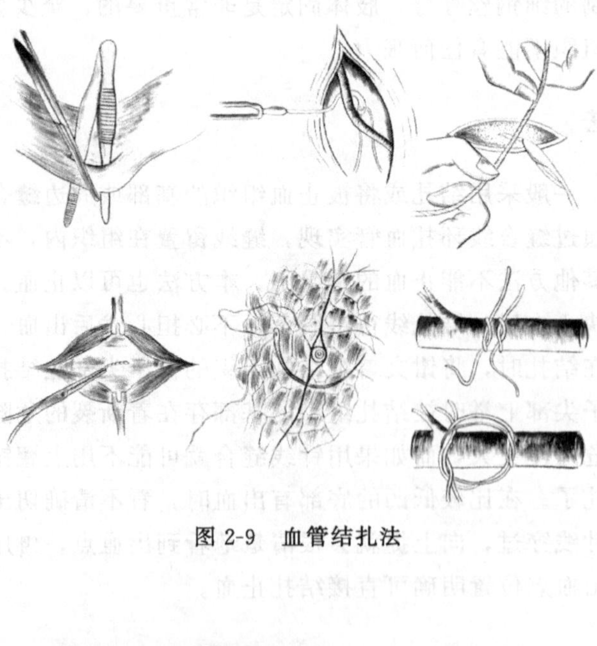

图 2-9　血管结扎法

第五节　包扎

一、概述

包扎是利用敷料、卷轴绷带、复绷带、夹板绷带、支架绷带及石膏绷带等材料包扎止血，保护创面，防止自我损伤，并吸收创液，限制活动，使创伤保持安静，促进受伤组织的愈合。

二、马的四肢包扎方法

（1）环形包扎法　它用于四肢较小伤口的包扎，也用于其他包扎方法的起始和结尾。方法是在患部把卷轴带呈环形缠数周，随后绷带斜行缠绕，每一圈遮盖上一圈的 1/2，最后将绷带末端剪开打结或以胶布加以固定。

（2）螺旋形包扎法　以螺旋形由下向上缠绕绷带，每后一圈遮盖前一圈的 1/3～1/2。用于掌部、跖部及尾部等的包扎（见图 2-10）。

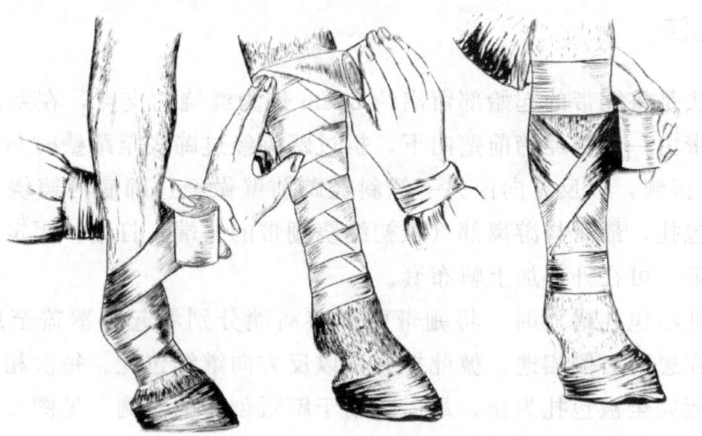

图 2-10　马的肢蹄包扎方法

（3）折转包扎法　又称螺旋回反包扎。用于上粗下细径圈不一致的部位，如前臂和小腿部。方法是由下向上作螺旋形包扎，每一圈均应向下回折，逐圈遮盖上圈的 1/3～1/2（见图 2-10）。

（4）蛇形包扎　又称蔓延包扎。包扎时斜行向上延伸，各圈互不遮盖。用于固定夹板绷带的衬垫材料。

（5）交叉包扎法　用于腕、跗、球关节等部位，方便关节屈曲。方法是于患部上方作环形固定缠绕，随后以斜向下的方式逐步过渡，并再次进行环形缠绕，最后以斜向上的方式完成包扎，形成十字交叉形状（见图 2-10）。

三、角包扎

角包扎法主要适用于动物角脱落、角折以及角局部创伤。包扎时先用一块纱布覆盖在断角上，用环形包扎固定纱布，再用另一角作为支点，以“8”字形缠绕，最后在健康角根处环形包扎打结（见图 2-11）。

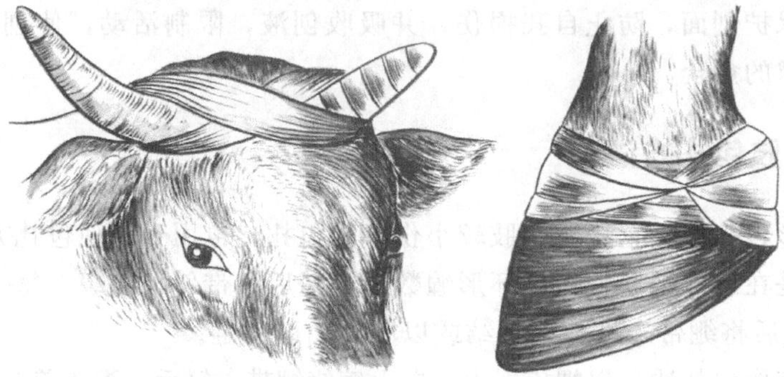

图 2-11　角的包扎及蹄包扎

四、蹄包扎法

蹄包扎法是将绷带的起始部留出约 20cm 作为缠绕的支点，在系部做环形包扎数圈后，绷带由一侧斜经蹄前壁向下，折过蹄尖经过蹄底至踵壁时与游离部分绷带（起始绷带）扭缠，以反方向由另一侧斜经蹄前壁做经过蹄底的缠绕。同样操作至整个蹄底被包扎，最后与游离部（最初缠绕绷带的一端）打结，固定于系部。为防止绷带被污染，可在外部加上帆布套。

蹄冠包扎法包扎蹄冠时，将绷带两个游离端分别卷起并覆盖至患处，包扎蹄冠，使两头在患部对侧相遇，彼此扭缠，以反方向继续包扎。每次相遇均行相互扭缠，直至蹄冠完全被包扎为止。最后打结于蹄冠创伤的对侧（见图 2-11）。

第三章 损伤与感染

第一节 创伤的治疗方法

一、概述

创伤是外力作用于机体组织或器官，导致皮肤/黏膜出现创口并伴随深层组织损伤的疾病。皮肤创伤通常由创缘、创口、创壁、创底、创腔及创围等组成。图3-1所示为创伤的组成及不同类型（贯通创、透创和盲管创），了解创伤的解剖部位可为创伤的诊断和治疗提供病理学参考。

二、一般治疗原则

对于创伤的治疗首先要把握基本原则，即紧急救治、维持水和电解质平衡防休克、控制感染、促进创伤愈合以及动物功能的恢复。

针对危重病例，在开展正式治疗前先进行急救，如紧急止血、包扎和固定等，防止创伤进一步发展，引起严重后果。对于严重创伤病例，需要维持水盐平衡，控制失血性和疼痛性休克。如遇严重大出血、腹腔脏器脱出或者穿孔，应立即开展手术救治。多数情况下，创伤部位被污染不可避免，但在创伤发生后应迅速应用抗生素预防和控制化脓性感染，并对创口进行积极干预和治疗。同时，在治疗创伤的过程中，要注意控制影响创部愈合的不利因素，维持新生肉芽组织的活性，并通过加强饲养管理，增强动物机体的抵抗力，加速伤口愈合。

三、治疗方法

1. 创围清洁法

主要目的是通过清洁防止感染并促进创伤愈合。首先使用灭菌纱布覆盖创面，剃除创缘周边10cm的被毛。随后，用70％酒精擦拭清洁创缘附近皮肤，距创缘较

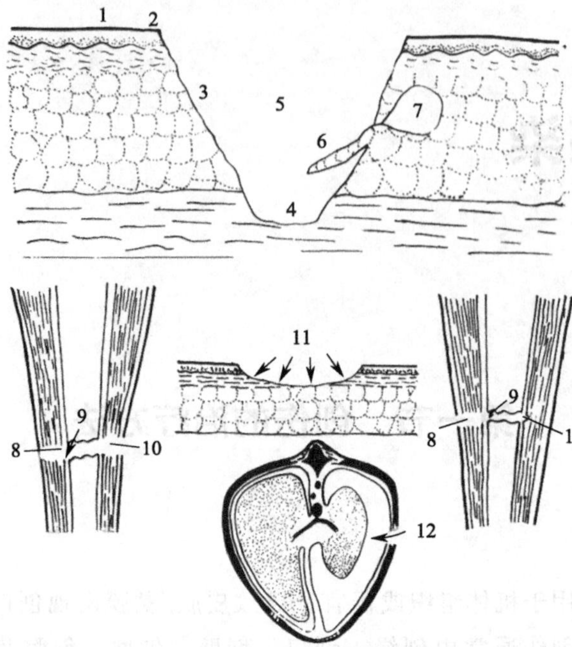

图 3-1　创伤各部名称

1—创围；2—创缘；3—创壁；4—创底；5—创腔；6—创瓣；7—死腔；8—贯通创（左）和盲管创（右）入口；9—贯通创（左）和盲管创（右）创道；10—贯通创（左）和盲管创（右）出口；11—创面；12—透创创道

远的皮肤可用肥皂水刷洗，操作过程中需避免液体进入伤口。最后，碘伏消毒创缘周围皮肤 3 次，每次 3min。

2. 创面清洗法

去除创面覆盖纱布，生理盐水冲洗创面，并清理创面异物和血凝块。随后使用温热生理盐水或防腐液（双氧水、利凡诺）彻底冲洗创口。冲洗过程中避免过度冲击创面造成进一步损伤。创面清洁完毕后，使用灭菌纱布拭干创面。

3. 清创手术

通过外科手术彻底清除创腔内的异物和坏死组织、血凝块，并去除创囊，确保渗出液顺利排出。开展创伤清创手术时，应切除创腔内所有坏死/感染组织，使污染创/感染创转变为近似无菌创，随后进行常规创伤缝合，行Ⅰ期愈合（见图 3-2）。

4. 污染创

尽可能通过外科技术将污染创转变为新鲜无菌创，行一期愈合。根据创伤的类型、位置、组织损伤程度以及受伤后的时间，清创手术的具体内容会有所差异。使用无菌手术器械对感染创/污染创进行完全切除，局部切开时需要从创伤周围健康

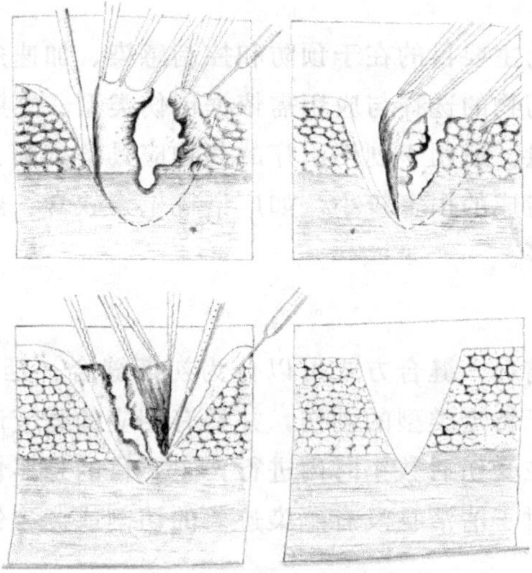

图 3-2 创伤全部切除术

组织操作，再去除坏死和感染组织，使创伤转变为无菌创，进行常规外科缝合。处理创缘时，切除受损的创缘皮肤及附属组织，以便形成平整的边缘，方便后续缝合（见图 3-3）。对于深部创伤，在创腔最低点皮肤做切口，以促进渗出液及时排出。同时，要随时止血并完全去除异物与血凝块，避免伤及暴露的神经分支及健康血管。完成清创手术后，用消毒防腐液冲洗创腔，根据需要进行创伤用药、引流、缝合及包扎等处置。

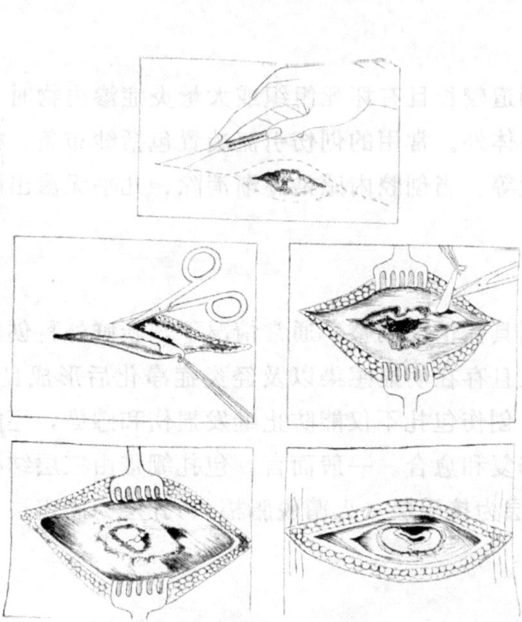

图 3-3 创伤部分切除术

5. 创伤用药

清创手术后用药的主要目的在于预防和控制感染、加速炎症净化，并促进肉芽组织及表皮的再生。药物的选择与应用需依据创伤类型、感染特征以及愈合阶段等多种因素进行综合考量。适用于创伤治疗的药物应具备抗菌、抗炎和促进组织修复等作用，同时对机体造成的损害较小，如广谱抗生素软膏、聚维酮碘、氧化锌软膏以及植物提取物软膏等。

6. 创伤缝合法

根据创伤的不同情况，缝合方式可以分为初期缝合、延期缝合和肉芽创缝合。这三种方法各自适用于特定类型的创伤，并具有相应的适应证和操作要求。

初期缝合一般是在受伤后数小时内进行，主要目的是尽快闭合伤口，以降低感染风险并促进愈合。对于清洁且没有感染迹象的切割或撕裂创口，初期缝合能够有效缩短愈合时间。

延期缝合则是针对因感染、缺血或其他因素而无法立即进行组织修复的创口。该方法常用于较大或污染严重的创伤，有助于减少术后并发症发生率。通常会对创面进行清洗和消毒，保护创口。待创伤部位感染消除或无渗出时，再进行创口缝合。

肉芽创缝合（二次缝合）旨在加速愈合并减少疤痕。此类创口应无坏死组织，肉芽组织呈红色、形状平整且健康。在对创口进行适当的外科处理后，进行部分缝合或密闭缝合。

7. 创伤引流法

当创腔较深、创道较长且有坏死组织或大量炎症渗出物时，应采取引流措施使炎性渗出物及时排出体外。常用的创伤引流装置包括纱布条、橡胶管和塑料管以及其他主被动引流装置等。当创腔内感染逐渐消除、几乎无渗出液排出时，即可撤去引流装置。

8. 创伤包扎法

创伤包扎应根据具体情况调整。通常情况下，新鲜外科创口需包扎。而对于创腔内部有大量渗出液且存在明显感染以及经炎症净化后形成良好肉芽组织的伤口，常可选择开放疗法。创伤包扎不仅能防止继发损伤和感染，还能保持局部环境安静与湿润，促进组织修复和愈合。一般而言，包扎绷带由三层结构组成：内层为吸收层（灭菌纱布）、中层为接受层（灭菌脱脂棉）、外层为固定层（弹性绷带、三角巾或胶带等）。

9. 全身治疗

是否需要全身治疗应根据具体情况判断。如受伤动物组织损伤轻微、无创伤感染且无明显全身症状，则不需全身治疗。这类动物通常表现局部疼痛或肿胀，但整体状态良好，能正常进食和活动。然而，当动物出现明显的全身症状，如体温升高、精神沉郁、食欲减退及白细胞增多等症状时，应及时进行必要的全身治疗，以防病情加重。创伤的全身治疗包括抗生素疗法（控制感染）、补液纠正脱水和电解质紊乱，以及对症和支持性治疗。如对于因外伤导致的大量失血的动物，需要及时输血；而对于呼吸困难的动物，则需考虑氧气疗法及相关支持措施。

第二节 烧伤

一、定义

烧伤是由于火焰、蒸汽、热液等高温因素作用于机体组织，引起细胞内蛋白质变性的一种热损伤性疾病。热液引起的损伤也称为烫伤，造成的烧伤程度与作用时间和温度有直接关系。

二、烧伤的分类与症状

烧伤的严重程度主要由其深度和面积决定，但也受到烧伤部位、动物年龄及体质等多种因素的影响。在临床实践中，通常通过评估烧伤的深度与面积来判断预后，并据此制定相应的治疗方案。

1. 烧伤深度

烧伤深度是指局部组织受损的程度，深度越大，病情越严重。根据烧伤的深度，常进行Ⅲ度和Ⅵ度分类（见图 3-4 和图 3-5），其中以Ⅲ度分类法最为常用。

（1）Ⅰ度烧伤　皮肤表皮层受损，表现为毛发焦灼或短毛残留，并伴随肿胀、动脉性充血及毛细血管扩张，局部出现热感、疼痛和浆液性炎症。预后良好，一般在 7d 左右可自行愈合，不留疤痕。

（2）浅Ⅱ度烧伤　被毛完全烧光或焦黑，仅剩短毛，拔除时可能带出部分皮肤（浅Ⅱ度）或易于拔掉（深Ⅱ度）。水肿和水泡形成是由于血管通透性增加、大量血浆外渗之故。预后方面，浅Ⅱ度烧伤通常在 2～3 周内愈合且不留疤痕，而深Ⅱ度则需 3～5 周愈合，愈合后常遗留疤痕，并存在感染风险，有可能发展为Ⅲ度烧伤。

（3）Ⅲ度烧伤　表现为干性坏死，包括蛋白质凝固、血管栓塞及焦痂形成，其颜色呈深褐色并有皱褶。神经与血液循环受到破坏，因此无疼痛感且温度下降。预后较差，在 1～2 周内组织会溃烂脱落，易发生化脓性感染，大创面需要植皮以促进愈合，而愈合后常遗留明显的疤痕。

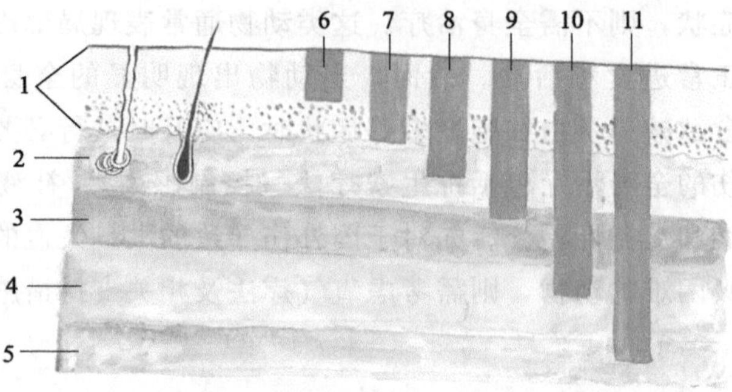

图 3-4 烧伤深度（Ⅲ度法）模式图Ⅰ

1—表皮；2—真皮；3—筋膜层；4—肌肉；5—骨；6—表皮浅层烧伤（Ⅰ度）；7—表皮深层烧伤（Ⅱ度）；8—真皮层烧伤（Ⅱ度）；9—筋膜层烧伤（Ⅲ度）；10—肌肉层烧伤（Ⅲ度）；11—骨组织烧伤（Ⅲ度）

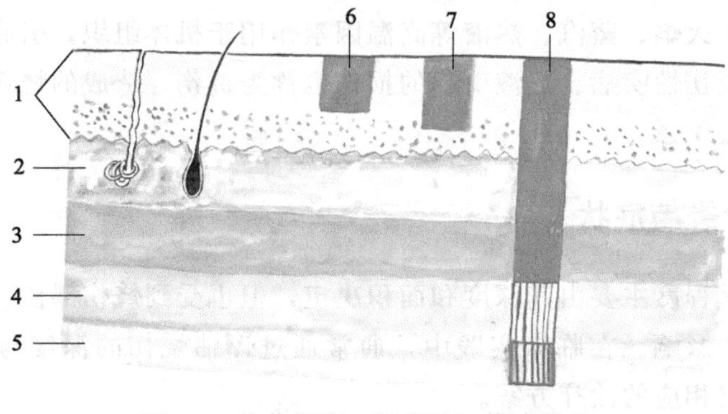

图 3-5 烧伤深度（Ⅲ度法）模式图Ⅱ

1—表皮；2—真皮；3—筋膜层；4—肌肉；5—骨；6—Ⅰ度烧伤；7—Ⅱ度烧伤；8—Ⅲ度烧伤

2. 烧伤面积

烧伤面积越大，伤情越严重，全身反应也相应加重。因此，准确确定烧伤面积不仅与疾病的发展和预后评估密切相关，还对制定合理的治疗方案具有重要意义。在临床实践中，通常通过计算烧伤部位面积占动物体表总面积的百分比来表示烧伤面积，可以采用估算法进行分析（见图 3-6）。在临床工作中，可根据图 3-6 各部分比例计算皮肤烧伤面积，从而判定烧伤程度。

3. 全身症状

烧伤引发的休克主要包括原发性休克、继发性休克和中毒性休克 3 种。原发性休克通常在伤后 1～2h 内因剧痛引起，表现为寒战和发冷；继发性休克一般在 6h 后开始渗出体液，36～48h 达到渗出高峰，大量的体液丢失还导致低血容量性休克，同时伴随心率加快、血压下降等症状；中毒性休克通常在受伤后 2d，由于感染及毒素吸收引起，此时患者可能出现高热、意识模糊以及多脏器功能障碍。

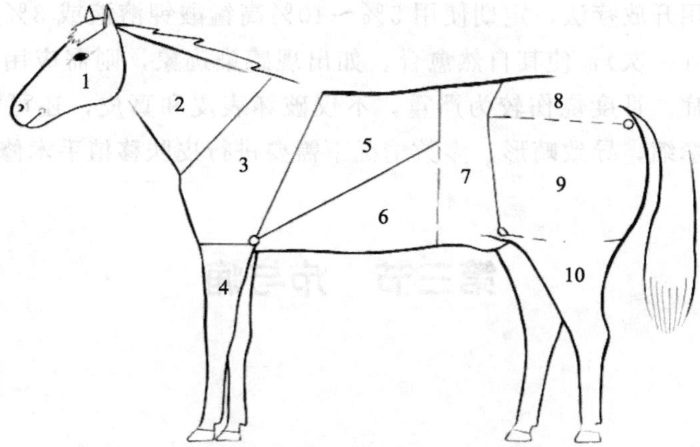

图 3-6 体表面积烧伤计算模式图

1—头部（占比 10%）；2—颈部（10%）；3—肩臂部（10%）；4—前肢（10%）；5—胸部（10%）；6—胸腹部（10%）；7—腰腹部（10%）；8—臀部（10%）；9—股部（10%）；10—后肢（10%）

烧伤后动物也会表现出一些其他类型的全身症状，如败血症、肾功能障碍、酸中毒、肺水肿、心力衰竭及进行性贫血等。

三、烧伤的急救与治疗方案

1. 现场急救

烧伤发生后，及时有效的现场急救至关重要。首先，应立即灭火并确保动物远离火源，小心去除燃烧物，以防止继发损伤。其次，应迅速将动物转移至安全区域，并用干净布料覆盖创面以避免感染。如出现呼吸困难，可考虑切开气管。此外，应实施镇痛措施，使用生理盐水清洗创口以去除异物，然后用 3%龙胆紫进行消毒，从而有效降低感染风险。

2. 全身治疗

全身治疗是调节烧伤动物整体状况的重要环节。需密切监测休克现象，如血压下降和脉搏微弱等症状。综合治疗包括镇痛、强心以及改善呼吸和循环功能，通过胶体液体或血浆代用品维持血容量与电解质平衡，并纠正水分及电解质失衡，给予抗生素以预防败血症的发生。此外，大面积烧伤的动物需要充足的营养支持，应及时补充蛋白质、维生素及矿物质，以加快康复进程。

3. 局部治疗

局部创面的处理同样重要。在清洁时，可用温肥皂水初步清洗，随后用生理盐水冲洗，最后 70%酒精消毒。Ⅰ度烧伤通常仅涉及表皮层，一般经过简单清洗后无需涂药，只需保持创面干燥即可自行愈合。Ⅱ度烧伤会损害真皮层，使创面形成痂皮。一般采用开放疗法，定期使用5%～10%高锰酸钾溶液或3%龙胆紫以及紫草膏（每1～2d一次），使其自然愈合。如出现感染迹象，则需应用抗生素软膏以控制感染和炎症。Ⅲ度烧伤较为严重，不仅破坏表皮和真皮，还可能影响深层组织，引起疤痕挛缩，导致畸形。多数情况下需要进行皮肤移植手术修复受损区域。

第三节　疖与痈

一、定义

疖是指单个毛囊和汗腺引起的急性化脓性感染，常扩散到周围皮肤组织。

痈是指病原菌侵入多个相邻近的毛囊、皮脂腺或汗腺所引起的急性化脓性感染。

二、临床症状

1. 疖

发生于皮肤薄弱部位的疖通常表现为结节，触诊时可感到硬度增加、肿胀及疼痛。初期顶端化脓呈现黄色，随后逐渐形成小脓肿，其中心存在疖心，由坏死的毛囊、皮脂腺及周围组织构成。当小脓肿破溃后，会排出脓液和疖心，最终通过肉芽再生愈合并形成瘢痕。当脓肿成熟并破裂时，将流出脓液并形成溃疡，上覆肉芽组织与脓痂。在皮肤厚部发生的疖则表现为不明显的肿胀，触诊时剧烈疼痛，并随之出现小脓肿，同时伴有毛囊周围炎性浸润，并向深层扩展（见图3-7）。

2. 痈

痈的临床表现包括大面积肿胀、剧烈疼痛及化脓，呈现典型的蜂窝状结构。病变中心逐渐出现坏死、溶解并发生坍塌，有时伴随特有气味。在病灶中央可观察到多个脓点，破溃后形成明显的蜂窝状外观。该疾病通常难以自愈，并且其病程较为漫长。图3-7为疖与痈的病理模型图，其中上图为毛囊炎感染并进一步发展，毛囊和皮脂腺周围组织受到侵害，并发生感染；下图为痈，感染扩大，皮下多处组织出现侵害，表皮多处有脓汁（黑色部分）渗出。

三、治疗

1. 疖

疖的治疗原则包括：保持皮肤清洁以促进代谢，防止脓性分泌物向周围组织扩散，以降低感染风险；实施对症治疗。具体治疗方法如下：在初期阶段采用封闭疗

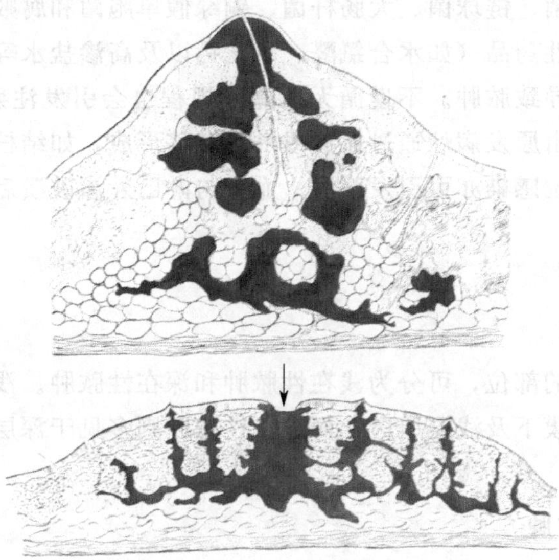

图 3-7　疖（上）与痈（下）

法，以降低感染概率并促进愈合；对于浅表结节，可外用 2.5% 碘酊或鱼石脂软膏，这些药物具有显著的消肿和抗炎作用。同时，针对疖病的综合治疗应结合局部与全身疗法，以提高整体疗效。

2. 痈

痈的全身治疗可选用青霉素或红霉素，控制感染进程。此外，应确保充分休息并补充营养，以增强机体免疫力，加速恢复。在局部治疗方面，可外敷 50% 硫酸镁，以缓解疼痛及消肿。此外，还可以考虑普鲁卡因封闭及患部十字切开术，通过这些手段排出脓液，加快愈合进程。

第四节　脓肿

一、定义

脓肿是指组织器官内因化脓性感染而形成，外有脓肿膜包裹、内含脓汁潴留的局限性脓腔。而化脓性感染并伴有脓汁潴留发生在解剖腔内时，则称为蓄脓。

二、病因

大多数脓肿由感染引起，通常在急性化脓性感染中晚期发生。致病菌主要通过皮肤损伤侵入，不同动物对相同致病菌的敏感性存在差异。引发脓肿的主要致病菌包括金黄色葡萄球菌、链球菌、大肠杆菌、铜绿假单胞菌和腐败菌。除了感染因素外，静脉注射刺激性药品（如水合氯醛、氧化钙以及高渗盐水等）时若误注或漏注至静脉外，也可能导致脓肿。不遵循无菌操作规程也会引发注射部位脓肿。此外，一些转移性脓肿可由原发病灶通过血液或淋巴转移形成，如结核和放线菌所致。手术后遗症及手术部位感染亦可引发脓肿；血肿与淋巴外渗破溃后感染则可能进一步形成脓肿。

三、分类和症状

根据脓肿发生的部位，可分为浅在性脓肿和深在性脓肿。浅在性脓肿通常位于皮下结缔组织、筋膜下及浅层肌肉，而深在性脓肿则多见于深层肌肉、肌间隙、骨膜下及内脏器官。

1. 浅在急性脓肿

初期表现为弥漫性肿胀，界限不明显；后期发展为局限性肿胀，与周围界限清晰。初期肿胀局部温度升高，质地坚实并伴随疼痛。随脓肿成熟，后期出现波动感，疼痛缓解，但可能伴随其他并发症，如感染扩散或形成瘘管等。该类病变持续时间较短，一般从几天至 1 周左右。

2. 浅在慢性脓肿

该类型病程较长，其炎症反应相对轻微且进展缓慢（主要由放线菌、结核分枝杆菌等引起）。在某些情况下，该类型脓肿可呈现周期性的加重与缓解，使临床诊断更加复杂。

3. 深在脓肿

常见于深层肌肉、肌间隙、骨膜下以及腹腔内器官。由于病灶位置较深，其外部症状往往不明显，早期诊断困难。触诊常有指压痕。穿刺有脓汁，不易破溃，可形成蜂窝织炎。

四、诊断

浅在性脓肿因其症状明显，通常较易确诊。患畜常表现出局部红肿、热痛及皮肤表面可见的脓液积聚，这些特征使得临床医生能够迅速判断并采取相应措施。对于深在性脓肿，由于其位置隐蔽，常规检查可能无法明确定位，因此可以通过穿刺进行诊断。在影像学技术（如超声或 CT）的辅助下，穿刺不仅能获取样本，还能帮助确定脓肿的位置和大小，从而提高治疗方案的针对性。图 3-8 为脓肿穿刺技术，脓肿周围皮肤应用碘伏局部消毒后，沿脓肿周边健康组织垂直进针，针头刺入皮下后，调整进针方向为水平，待针头到达脓肿顶部后，垂直向下穿刺，使针头进

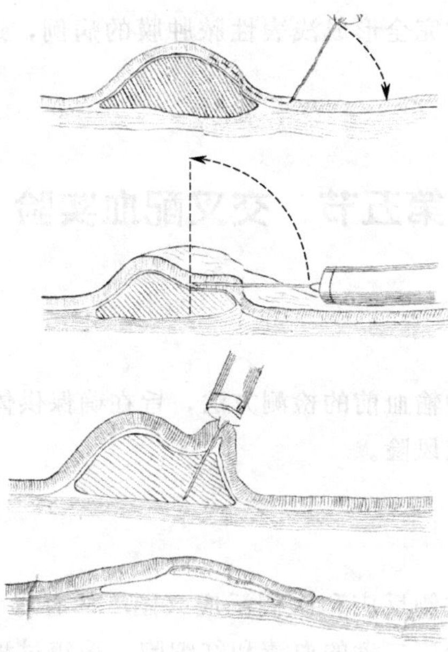

图 3-8　脓肿穿刺法

入脓肿腔，抽出腔内脓肿液。

根据抽取的脓汁特征，可以进一步确诊。抽取到的脓汁中可能含有多种细菌、白细胞及其他成分。通过对这些成分进行分析，如细菌培养和药敏试验，可以明确感染源并指导后续抗生素使用。此外，观察脓汁颜色、气味及黏稠度等特征，有助于评估感染程度，为制定合理治疗方案提供依据。这一过程不仅是确诊的重要环节，也是优化治疗策略的重要步骤，以确保患者获得最佳护理效果。

五、治疗

1. 初期治疗

初期治疗原则为消炎、止痛，促进炎性产物的吸收与消散。可采用的方法包括周围封闭疗法和抑制炎性渗出。具体而言，周围封闭疗法使用普鲁卡因进行局部麻醉，以减轻疼痛，控制炎症反应。同时，患部应用复方醋酸铅溶液或鱼石脂软膏，减轻局部肿胀和炎症。中后期治疗原则为促进脓肿的成熟。当局部炎症产物已无进一步吸收或消散可能时，可在局部使用鱼石脂，并结合电疗手段，以加速脓肿的成熟过程。本阶段旨在促使脓腔形成，为后续引流或其他治疗措施做好准备。

2. 手术治疗

外科疗法包括脓肿抽出法、脓肿切开法和脓肿摘除法。脓肿抽出法适用于小型及深在性脓肿，通过抽取脓汁以降低感染程度（如图 3-8）。当病灶波动明显且位于较低位置时，需进行大切口手术，以顺利排出积聚的脓液，从而有效清除感染源。脓肿摘除法主要针对完全形成浅表性脓肿膜的病例，通过手术将其彻底摘除，从根本上解决问题。

第五节　交叉配血实验

一、定义

交叉配血试验是一种输血前的检测方法，旨在确保供体与受体动物之间的血液相容性，以减少输血反应风险。

二、分类

交叉配血试验包括主侧反应和次侧反应（图 3-9 上）。先从供血动物和受血动物分别采集静脉血样，分离二者的血清和红细胞。采集过程中应使用无菌器具并遵循相关规程，以避免交叉污染。

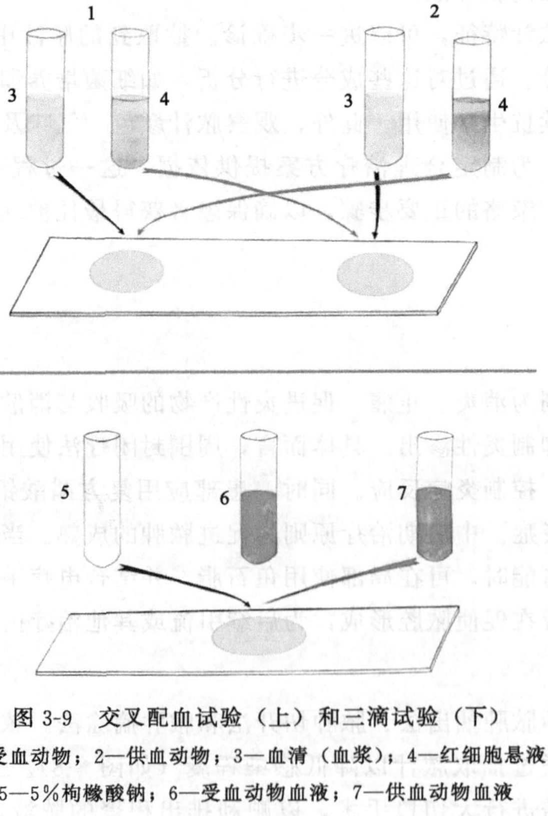

图 3-9　交叉配血试验（上）和三滴试验（下）

1—受血动物；2—供血动物；3—血清（血浆）；4—红细胞悬液；
5—5%枸橼酸钠；6—受血动物血液；7—供血动物血液

1. 主侧反应

首先，将受血者的血清加入试管中，随后添加供体红细胞悬液，并观察是否出现凝集反应。如未见凝集现象，表明供体与受体之间存在相容性。

2. 次侧反应

接着，将供者的血清置入另一试管，再加入受者的红细胞悬液，同样观察是否发生凝集反应。如果此时也未出现凝集反应，则说明两者之间不存在不相容因素。在某些紧急情况下，可简化配血流程，使用三滴试验进行凝集验证（图 3-9 下）。

三、凝集判定

凝集反应可通过显微镜或肉眼观察（图 3-10），根据观察结果对配血试验进行判读：凝集、不相容、假凝集。显微镜下凝集显示为红细胞发生溶解破坏，不凝集显示为红细胞形态结构正常，假凝集主要见于缗钱状红细胞、冷凝集和药物干扰等。当主侧反应与次侧反应均无凝集反应时，表示配血完全匹配，可以安全进行输血。当主侧反应不凝集、次侧反应凝集时，在紧急情况下可少量输血。

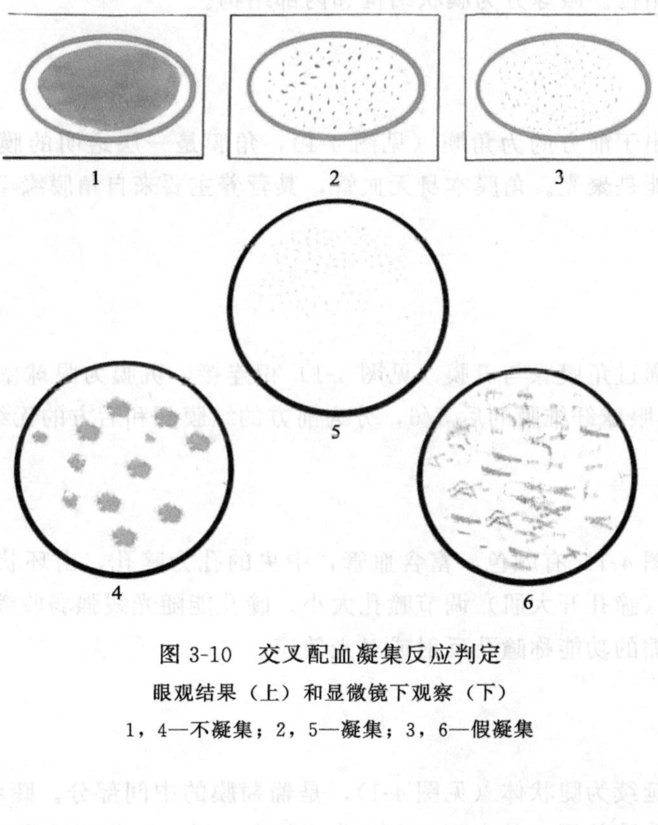

图 3-10 交叉配血凝集反应判定

眼观结果（上）和显微镜下观察（下）

1，4—不凝集；2，5—凝集；3，6—假凝集

第四章 眼科与齿科常见疾病

第一节 眼部解剖及常见疾病

动物眼部健康状况对其生活质量具有显著影响，可能引发疼痛，严重时甚至导致感染或失明，眼部疾病的早期诊断和治疗有助于避免眼病的进一步发展。眼分为眼球及眼附属结构。眼球分为膜状结构和内部结构。

一、角膜

眼球最突出于前方的为角膜（见图 4-1），角膜是一层透明的膜，有一定的穹隆度，主要功能是聚光。角膜本身无血管，其营养主要来自角膜缘毛细血管网和眼房液。

二、巩膜

角膜后方通过角膜缘与巩膜（见图 4-1）相连接，巩膜为眼球壁最外层（俗话叫白眼仁），占眼球纤维膜的后 5/6，分为前方的结膜部和后方的无结膜部。

三、虹膜

虹膜（见图 4-1）有颜色，富含血管，中央的孔为瞳孔，由环状肌（瞳孔括约肌）和辐射肌（瞳孔开大肌）调节瞳孔大小。瞳孔能随光线强弱收缩或散大，瞳孔受光刺激而收缩的功能称瞳孔反射或对光效应。

四、睫状体

虹膜向后延续为睫状体（见图 4-1），是葡萄膜的中间部分。睫状体前厚后薄，前 1/3 肥厚部称睫状冠，其表面的突起称睫状突；后 2/3 薄而平称睫状环。睫状体

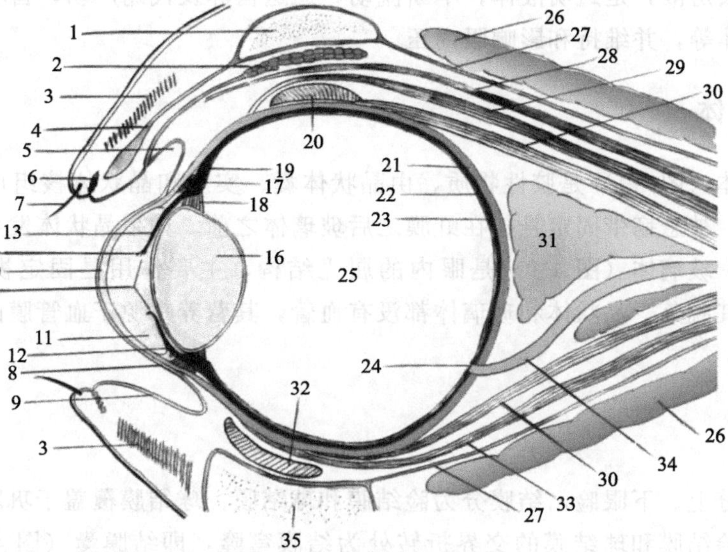

图 4-1　眼部解剖图（纵断面）

1—眶上突；2—泪腺；3—眼轮匝肌；4—睑板；5—结膜囊；6—睑板腺；7—睫毛；8—眼球结膜；9—眼睑结膜；10—角膜；11—眼前房；12—眼后房；13—虹膜；14—虹膜粒；15—瞳孔；16—晶状体；17—睫状肌；18—睫状小带；19—睫状体；20—上斜眼肌；21—巩膜；22—脉络膜；23—视网膜；24—视神经乳头；25—玻璃体；26—眶外脂肪；27—眼鞘（眶骨膜）；28—上睑提肌；29—眼球上直肌；30—眼球缩肌；31—眶内脂肪；32—下斜眼肌；33—眼球下直肌；34—视神经；35—眶骨

具有调节晶状体曲度的作用。

五、脉络膜

脉络膜（图 4-1）介于巩膜和视网膜之间，是眼球中膜后 2/3 处的薄膜。脉络膜富有血管，起着营养视网膜外层、晶状体和玻璃体等的作用；含有丰富的色素，有遮光作用。

六、视网膜

视网膜（图 4-1）是眼球壁的内层，是一层透明的薄膜。视网膜由色素上皮层和视网膜感觉层组成（两层在病理情况下可分开，称为视网膜脱离）。

七、眼房

眼前、后房以虹膜为界，虹膜之前角膜之后称为眼前房（图 4-1），虹膜之后晶状体之前称为眼后房（图 4-1）。眼前房比眼后房大得多（一般前∶后＝8∶1）。

房水又称眼房液，是透明液体，不断流动，运送营养及代谢产物，营养角膜、晶状体和玻璃体等，并维持和影响眼内压。

八、晶状体

晶状体（图 4-1）是胶性物质，由晶状体囊、实质和晶状体核组成，是眼内的屈光结构，被悬韧带固定悬挂在虹膜之后玻璃体之前。如果晶状体发生浑浊，将导致白内障。玻璃体（图 4-1）是眼内的屈光结构，主要作用是固定视网膜和血管膜，防止其脱落。晶状体和玻璃体都没有血管，其营养来源于血管膜的渗透和房水的滋养。

九、眼睑

眼睑分上、下眼睑，结膜分为睑结膜和球结膜。球结膜覆盖于巩膜上，终止于角膜缘。睑结膜和球结膜的交界折转处为结膜穹隆，即结膜囊（图 4-1）。从本质上讲，结膜为黏膜，是皮肤的延续。泪腺只有上眼睑有，开口于上眼睑的结膜囊。

图 4-1 所示为眼球纵面，图中对眼球、眼附属器官及眼部肌肉神经等 35 个解剖部位进行了标注。

第二节　马的泪器及眼底结构

一、泪器

泪器包括泪腺、泪点、泪小管、泪囊和鼻泪管。鼻泪管开口于鼻腔黏膜，马属动物从鼻腔黏膜很容易见到鼻泪管开口，开口能容纳 20# 针头。可在马鼻孔内找到泪管开口，也就是鼻泪管外口（图 4-2），通常是在上颚牙齿之间的一个小孔。

二、眼底

眼底，指视网膜、视神经乳头及脉络膜。眼底检查可以看到脉络膜的色泽、视网膜的血管、黄斑部的颜色，以及视神经乳头的形状、颜色、凹陷的情形，有时可以看到脉络膜的大小血管。借助检眼镜可以观察到马的眼底。

三、眼底检查

直接检眼镜能将眼底像放大 15～16 倍，所见为正像，可看到的眼底范围小，但较细致详尽，亦可方便地用于检查眼的屈光间质。马的眼底中间为视神经乳头，上半部呈现绿色，称为绿毯，下半部呈现黑色，称为黑毯，为马眼底特有的颜色结构。

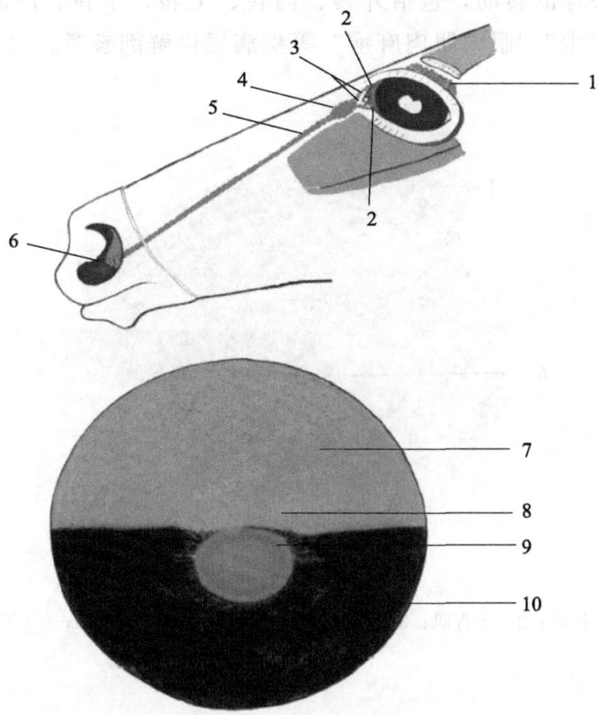

图 4-2 马的泪器（上）及眼底（下）

1—泪腺；2—泪孔；3—泪管；4—泪囊；5—鼻泪管；6—鼻泪管外口；
7—绿毯；8—血管；9—视神经乳头；10—黑毯

第三节 马眼肌解剖结构

一、眼部肌群

对眼球的功能起重要作用的肌群有 3 组，即眼内肌群、眼外肌群和眼睑肌群。眼内肌调节瞳孔大小和晶状体形状。眼外肌群与眼球的运动有关。眼部肌群包括上直肌、下直肌、内直肌、外直肌、上斜肌、下斜肌。

二、外肌群

4 条直肌（上直肌、下直肌、内直肌和外直肌）是以它们在眼球中所处的位置而命名。这群肌肉位于眼球的最深部，彼此靠近，起于视神经孔和眶裂周围（见图4-3）。图中所示为控制眼球运动的眼外肌，分别为上下斜肌、上下和内外直肌。眼部肌肉主要控制眼球的转动，包括外转、内转、上转、下转、内旋和外旋。图 4-3 可为“眼球摘除手术”“眼内肌肉麻痹”等疾病提供解剖参考。

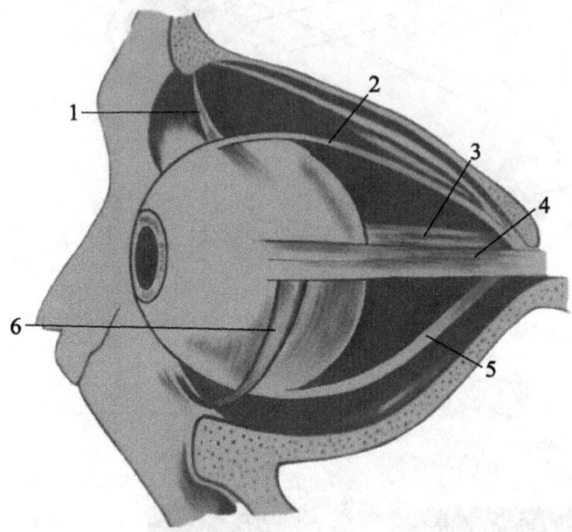

图 4-3　眼肌

1—上斜肌；2—上直肌；3—内直肌；4—外直肌；5—下直肌；6—下斜肌

三、肌群功能

下斜肌起于颚骨的小凹窝，伸向背外侧，在眼外直肌下面止于眼球颞侧面。上斜肌起于近筛孔的位置，在上直肌和内直肌之间向前延伸。上斜肌弯向滑车，止于眼球的背颞侧面的上直肌止点深面。滑车位于眶骨膜，为小的椭圆形透明软骨板，通过韧带与眼眶内壁紧密联结。眼球退缩肌起于近视神经孔附近，在视神经周围形成肌肉锥。它与许多宽、薄筋膜共同止于眼球中纬线后部。眼外肌群使眼球沿 3 条垂直轴旋转。眼球复杂的运动需要这些肌肉的精细协调。通常地，上直肌和下直肌使眼球沿内外侧轴旋转，内直肌和外直肌使眼球沿背腹侧轴旋转，斜肌使眼球沿着眼轴旋转。此外，眼球通过眼球退缩肌使眼球沿视轴缩入眼眶。

第四节　马牙齿解剖特点及病理状态

一、概述

成年马的三颗前臼齿经过进化，从形态学上看，已经和臼齿十分相似。马有四种牙齿，分别为切齿、门齿（Incisor）、犬齿（Canine）、臼齿（Molars，M）。成年马的三颗前臼齿与臼齿合称为颊齿（cheek teeth），主要功能为研磨草料；切齿的作用为抓取、切断食物；犬齿的作用为防御和进攻。

二、牙齿进化

在进化过程中，马的短齿冠（brachydont）进化为高齿冠（hypsodont），食物由粗糙的食物变成精细的食物，从而造成颊齿的高磨损率。马的牙齿一生都在缓慢生长，速度大约为2～3mm/年，这与磨损速度相等（前提：草地自由采食）。如果饲喂精细食物：磨损速度<生长速度，牙齿过度生长。

三、自磨效应

牙齿在磨损过程中，不同组织磨灭速度不同：牙釉<牙本质<牙骨质。这会造成一个现象：牙齿磨灭面不均一，不平整的三层阶梯效应。当然这种现象对马有利：可以使食物在碾磨中产生自磨效应（self-sharpening）。

四、牙齿生长

马的牙齿一生都在缓慢生长，速度2～3mm/年。恒齿在整个生命周期都在向外生长。因上颌骨比下颌骨更宽，可提供更多的研磨表面（见图4-4）。由于咀嚼作用，上臼齿外部和下臼齿内部往往更锋（见图4-4）。

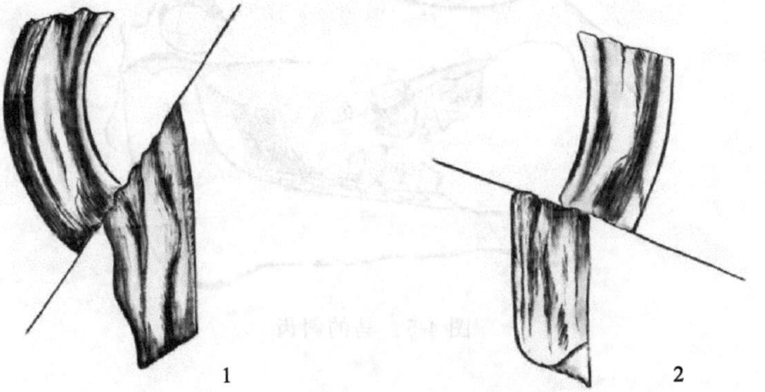

1　　2

图4-4　马牙齿磨灭状态（正常与异常）

1—不正常；2—正常

五、马牙齿检查必要性

马的齿病约占外科病的4.5%，而85%以上为牙齿磨灭不正。牙齿的检查应该作为常规检查的一部分。马的牙齿磨损严重，食物咀嚼不充分，就会造成消化障碍，久而久之，就容易形成结症、腹痛及消化系统疾病。因此建议需要定期检查马的牙齿，对马匹进行专业的“锉牙”，使其有良好的食欲、健康的身体。当舍饲马未能及时做好锉牙和检查时，容易出现许多异常情况。

马的牙齿异常是指乳齿或恒齿数目的减少或增加，齿的排列、大小、形状和结构的改变以及生齿、换牙、齿磨灭异常。临床上多见为齿发育异常和牙齿磨灭不正。马牙齿异常的发病率臼齿比切齿高。

六、马牙齿切面特点

马属动物上、下臼齿的咀嚼面（咬面）并非垂直正面相对，上臼齿的外缘向外、向下，超出下臼齿的外缘，下臼齿的内缘向内、向上超出上臼齿的内缘，咀嚼时不仅上下运动，而且更以横向运动为主，除了撞击捶捣外，还有锉磨研压的功能。虽然上下颌的宽度不同，齿列广度不等，但是上下颌牙齿的咀嚼面是一致的。

七、马斜齿

马斜齿（锐齿）（见图 4-5）是下颌过度狭窄及经常限于一侧臼齿咀嚼而引起的。上臼齿外缘及下臼齿内缘特别尖锐，故易伤及舌或颊部。多发生于老马或患骨软症的马。严重的斜齿称为剪状齿。

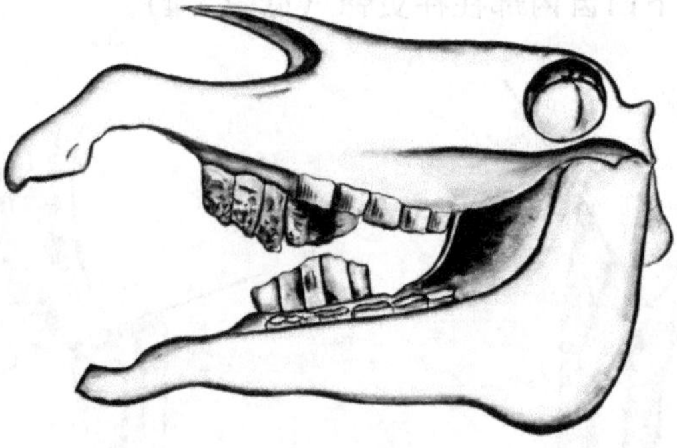

图 4-5　马的斜齿

八、马过长齿

马过长齿（见图 4-6）中有一个特别长，突出至对侧，常发生在对侧臼齿短缺的部位。波状齿常以下颌第四臼齿为最低，上颌第四臼齿为最长，从整个齿列的咀嚼面来看略呈凹凸不平的线条。凡是臼齿磨灭不正造成咀嚼面高低不平呈波浪状的上下臼齿，称为波状齿。一旦凹陷的臼齿磨到与齿龈相齐，则对侧臼齿将压迫齿龈而产生疼痛，甚至引起齿槽骨膜炎。马台阶齿是比波状齿更为严重的一种磨灭不正，臼齿长度不一致，往往见于若干臼齿交替缺损，而其相对的臼齿则变得相对过长，不可能使咀嚼保持正常。滑齿指失去正常咀嚼面的臼齿，不利于饲料的嚼碎，多见于老龄动物。幼畜发本病是由于先天性牙齿釉质缺乏硬度所致。马的齿过长指某一牙齿特别长，突出至对侧，通常发生在牙齿缺损处对侧臼齿。

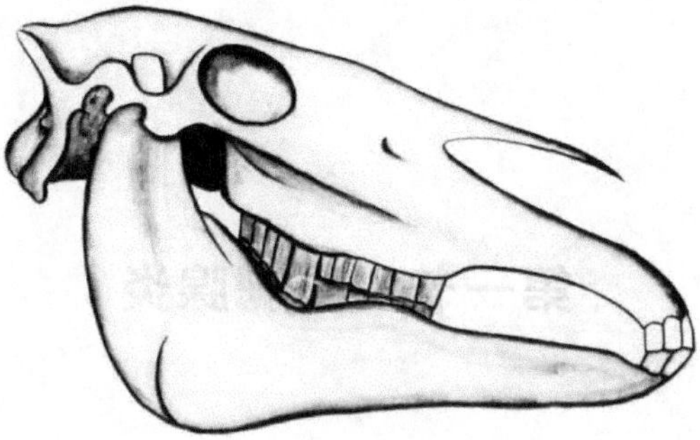

图 4-6　马的过长齿

九、马赘生齿

马定额齿数以外新生的牙齿均称为赘生齿（见图 4-7）（但牙齿更换推迟而有乳齿残留者不属此范围）。门齿与臼齿最常发病，而犬齿则很少有赘生齿。赘生的牙齿常位于正常牙齿的侧方，也有臼齿赘生于其后方的，此时均能引起该侧的口腔黏膜、齿龈等发生机械性损伤。马的赘生齿可以影响正常牙齿的萌出及发育。

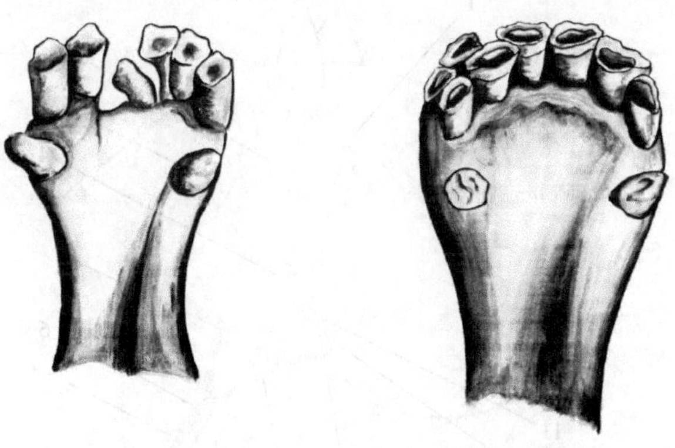

图 4-7　马的赘生齿

以上牙齿问题可通过锉牙和拔牙等治疗措施进行治疗。通过挫牙可以达到以下目的：去除尖锐釉质点和牙尖钩、治疗上颌臼齿颊侧和下颌臼齿舌侧的斜齿。

第五章
头部外科疾病

第一节　马腮腺炎

腮腺炎是腮腺及其分支导管的炎症总称，常表现为腮腺肿胀，治疗如不及时会导致瘘管形成，严重时常导致全身感染引发马匹的败血症。

一、病因

腮腺炎通常由腮腺或其邻近组织的炎症或感染引发。腮腺靠近体表，开口于口腔内（见图 5-1）。笼头挤压和摩擦常引起皮肤软组织挫伤继发本病。异物和微生物极易引起腺体和导管的炎症。某些继发性腮腺炎与马的传染病有较大关联，如马腺疫。

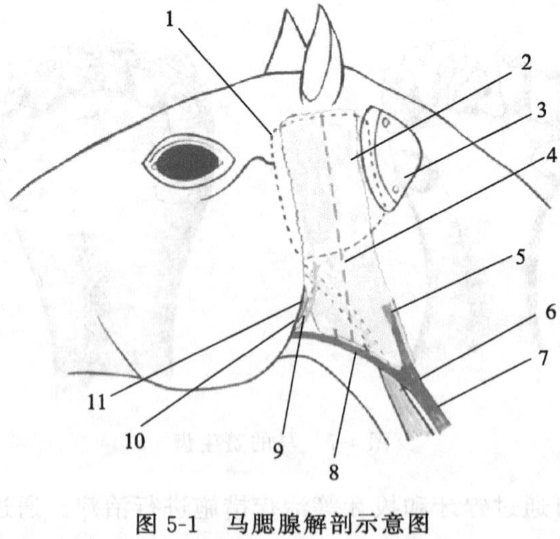

图 5-1　马腮腺解剖示意图

1—喉囊；2—腮腺；3—寰椎；4—腮腺切口；5—颌内静脉；6—胸头肌；7—颈静脉；8—颌外静脉；9—腮腺导管；10—腮腺导管切口；11—颈颌肌

二、症状

急性腮腺炎的症状包括耳下区域的疼痛、肿胀和温度升高，触诊敏感。单侧患病，头部倾向健侧；若双侧患病，则头颈呈直立状态且低头困难。肿胀可能扩展至周围组织，引起喉部狭窄，诱发吞咽和呼吸困难。由于唾液分泌量增加，某些病例可见流涎。如果发生化脓性感染，患马疼痛加剧，全身症状明显，体温上升和食欲减退。叩诊腮腺肿胀区域可见鼓音，深部触诊可见捻发音，并可能有口臭。大多数情况下，肿胀破裂后患马病情迅速恢复，但部分病例可能发展为腮腺瘘。慢性腮腺炎通常表现为坚硬、无痛的肿块，其余症状较轻微。

三、诊断

根据病变位置及临床表现可进行确诊，但需与蜂窝织炎和咽炎相区分。蜂窝织炎局部反应强烈，疼痛显著且肿胀明显，无明确边界，有时伴随全身不适；而咽炎则以明显的咳嗽为特征，在严重的情况下可导致呼吸困难。

四、治疗

对于非开放性腮腺炎，可以应用广谱抗生素，并对患部热敷和封闭治疗，如青霉素＋盐酸普卡因分点注射。当腮腺部位出现脓肿且成熟后，应切开引流。如脓肿体积较大，切开后脓肿内部可应用硝酸银棒腐蚀，以加速其愈合，并采取引流措施。每日常规处理伤口，冲洗换药，随后根据切口渗出物情况逐步减少处理频率。抗生素连用4～5天，如头孢类和磺胺类抗生素。对于腮腺瘘，可行部分或完全切除手术。马匹的切口定位一般为下颌缘6cm处，做直线切口；操作过程中要注意避免损伤颌内静脉和颌外动脉。对于局部感染严重的患马，可以按照陈旧创面处置，创口进行假缝合，安放引流管。

第二节　马副鼻窦蓄脓

一、定义

马副鼻窦蓄脓是指副鼻窦发生化脓性感染引起脓汁在副鼻窦内聚集的疾病。马的副鼻窦包括额窦和上颌窦。

二、解剖定位

副鼻窦是位于鼻腔周围的含气腔体，主要包括额窦、上颌窦、蝶窦和筛窦等(见图 5-2)。在兽医临床中，额窦和上颌窦蓄脓最常见，两者内部均覆盖有黏膜。

马的额窦由额骨、鼻骨、筛骨及背侧鼻甲后部构成，中间有一纵向的中央骨板将其分为左右两个不相连的部分。从正面看，这两部分合并呈现出马蹄形状，而在矢状面则显得不规则且呈三角形。该区域后界变化较大，但通常不会超过额骨颞顶嵴；外缘由额外嵴、额骨颧突基部以及从内眼角至对侧隅齿外缘所形成；前界位于两侧内眼角连线与面嵴前端连线之间中点前 1～1.5cm 处；内界则通过两条内眼角连线划分为上下段，上段以正中线与对侧隔开，下段则以距中线 2～2.5cm 的矢状线作为边界。值得注意的是，额窦仅通过卵圆孔与上颌后窦相连接。周围软组织包括骨膜、皮下筋膜及皮肤，在眶上突起区域还有耳前动脉的小分支，同时耳眼睑神经和额神经小支也在此分布。此外，在鼻甲部位，额窦前端还有鼻唇提肌起始点及面部血管分支。

马的上颌窦由多个结构组成，包括上颌骨、额骨、泪骨、颧骨以及筛骨和部分鼻甲骨。其前界大致位于面嵴前端 2～3cm 的位置，而上界则对应于骨质鼻泪管投影（即从眼内角延伸至鼻孔下缘）。完整的中隔板将上颌窦划分为前后两个腔体，这两个腔体通过裂隙与中鼻道相通，该裂隙被称为“鼻颌裂”。这三个腔体之间是互通的。在这些软组织之外，还存在薄层皮肌。从面嵴之前开始，面部血管会发出供给嘴唇及侧面的血管，然后向头顶方向进行分支，并经过上唇固有提肌表层，再进一步细化为供应鼻梁和眼角区域的血管。

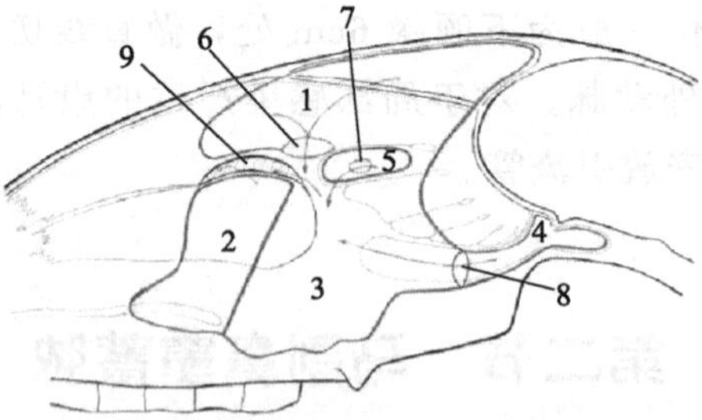

图 5-2　马的副鼻窦解剖模式图（侧面观）

1—额窦；2—上颌前窦；3—上颌后窦；4—蝶腭窦；5—筛骨窦；6—额颌孔；7—筛颌孔；8—腭颌孔；9—鼻颌裂或鼻颌孔

三、病因

主要由牙科疾病、额骨及上颌骨骨折引发上颌窦炎及蓄脓。某些传染病也可能导致副鼻窦蓄脓，例如恶性卡他热、放线菌病和马腺疫等；其次，鼻腔肿瘤或异物也是造成马副鼻窦蓄脓的重要因素。

四、临床症状

发病初期，通常一侧鼻孔会流出少量浆液性分泌物，这种情况常被忽视，只有当额骨隆起或眶后憩室增厚时，症状才易被察觉。随着时间的推移，分泌物逐渐变得黏稠并增加，并在干燥后附着于鼻孔周围。大多数情况下，一侧流出的分泌物较多，而另一侧相对较少（见图 5-3）。动物表现出低头和摇动头部等行为，当摇动时，会有大量脓性分泌物流出。如果这些分泌物带有新鲜血迹，则提示可能存在骨折；若混入草屑或饲料，则表明与龋齿有关；如混合腐败血液，则暗示坏疽或恶性肿瘤。马副鼻窦蓄脓通常表现为单侧淋巴结无痛肿胀。在严重情况下，若鼻泪管受影响，则可能导致流泪；当骨质变软时，单侧肿胀可引起颜面隆起，并在叩诊时出现浊音。

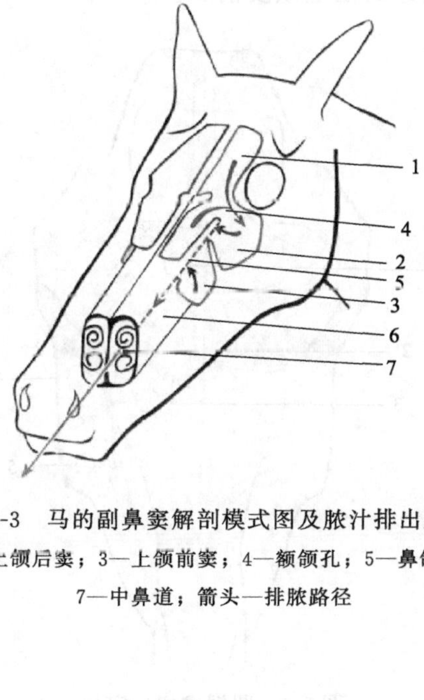

图 5-3 马的副鼻窦解剖模式图及脓汁排出路径

1—额窦；2—上颌后窦；3—上颌前窦；4—额颌孔；5—鼻颌裂；6—鼻腔；7—中鼻道；箭头—排脓路径

五、治疗

对于马属动物，当出现副鼻窦化脓性炎症且保守治疗未见成效时，可以考虑进行鼻旁窦圆锯术，以清除副鼻窦内的肿瘤、寄生虫或异物等病变。此外，若上颌后臼齿发生龋齿、化脓性齿槽骨膜炎、齿瘘及牙冠断裂等情况，也需实施拔牙手术。通常情况下选择镇静配合局部浸润麻醉开展手术。手术器械除了常规软组织器械外，还需准备圆锯器械和骨膜剥离器等骨科器械。

1. 切口定位

包括额窦圆锯定位和上颌窦孔圆锯定位两个部分：

（1）额窦圆锯定位包括额窦后孔、额窦中部和鼻甲部额窦前部（图 5-4）。窦后部孔的定位方法如下：在两侧额骨颧突的后缘之间画一条直线，与额骨中央线（头正中线）相交，交点两侧 1.5～2cm 处即为左右圆锯的切点；对于额窦中部，则是在两个内眼角之间绘制一条连线，并与头正中线相交，交点与内眼角间连线的中点即为圆锯位置；而确定额窦前部孔的方法是从眶下孔上角到眼前缘画出一条直线，再从此线上取中点向头正中线做垂直延伸，该垂直延伸中的某一点即为圆锯孔中心。

（2）上颌窦孔的圆锯定位　从内眼角引出一条平行于面嵴的直线，从面嵴前端向鼻中线进行垂直延伸，然后由内眼角向面嵴绘制另一条垂线，这三条直线与面嵴共同形成一个长方形。该长方形的对角将其分割成四个三角区域，其中距离眼眶最近的是上颌窦后窦，而最远的是上颌窦前窦。

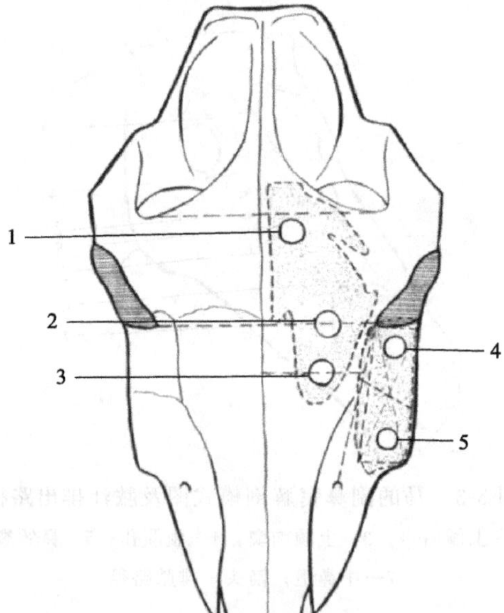

图 5-4　圆锯术切口定位

1—额窦后部；2—额窦中部；3—额窦前部；4—上颌后窦；5—上颌前窦

2. 术式

首先，对手术区域进行瓣形切开，采用钝性剥离法逐步分离皮下组织或肌肉，直至达到骨膜层。止血后，用手术刀沿预设的圆锯切口进行十字形或瓣状切割，将骨膜推移至周围，使其稍微超出圆锯范围。接着，将圆锯垂直接入标记好的中心孔

（调整使尖锐部分突出约 3mm），确保所有锯片紧贴骨表面，然后开始旋转圆锯，逐渐削减骨组织。当快要穿透时，应及时清理产生的碎屑。同时去除黏膜，用球头刮刀修剪创缘，然后实施必要的检查或移除异物、肿瘤及拔牙等治疗措施。皮肤一般无需缝合，仅需加绷带同时促进渗出液排出。如果目的是进行诊断，术后应对合骨膜和结节缝合表皮，并加绷带以提供保护。对于化脓性感染，建议每日冲洗副鼻窦，并密切监测引流情况，直至炎症渗出完全停止。此外，为促进恢复，可配合使用青霉素或磺胺类药物，缩短治疗时间。

第三节　马面神经麻痹

一、概述

面神经麻痹，通常被称为“歪嘴风”，主要影响马类动物，而在牛、羊和猪中较少见。根据面神经损伤部位的不同，可以将其分为中枢性与末梢性麻痹、单侧与双侧麻痹，以及部分麻痹与全麻痹。

二、解剖定位

在临床上，单侧面神经麻痹是最常见的类型。单侧面神经是第七对脑神经，位于延髓前外侧，功能包括控制面部肌肉运动、感觉以及唾液分泌等。作为一种混合型神经，它由运动和感觉神经两部分组成，其中以运动神经为主。神经起始点位于斜方体两侧，通过面神经管从茎乳孔出发，到达腭骨顶缘，并沿着腮腺下方转向咬肌外部形成颊神经丛，同时由此分出耳睑神经和耳后神经，支配耳及眼睑等区域。然后沿咬肌表层继续前行并分出上下颊支。上颊支沿咬肌上部表层移动，经鼻孔侧翼张肌下缘到达鼻唇提肌，与鼻孔侧翼张肌深层交汇，从而最终支配上唇及鼻孔周围相关的肌肉；而下颊支则斜走于咬肌表层，并朝向下唇降肌方向移动，中间有吻合支连接至上颊支（图 5-5）。面神经有不同的分支：颊支、颧支、颞支、颈支和枕支。

三、病因

根据不同的神经传导受阻形式可分为外伤性、炎症性、侵袭性、传染性以及中毒性面神经麻痹。就发病部位而言，可为中枢性和末梢性面神经麻痹。其中，中枢性面神经麻痹通常由脑内压迫引起，如肿瘤、血肿或挫伤等情况，感染（如马腺疫或流感病毒感染）也是导致该类型面神经麻痹发生的主要因素。而末梢性面神经麻痹主要源自创伤或压迫，例如笼头摩擦或长期卧地所致的损害。此外，肿瘤、中耳

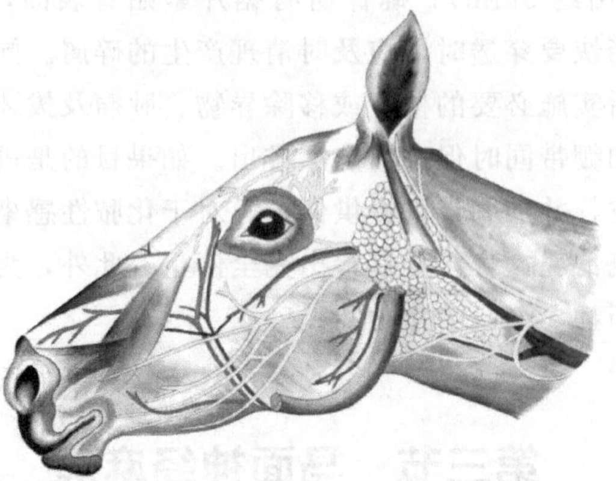

图 5-5　马头部浅层神经

疾病或者腮腺脓肿等因素也会引起末梢性面神经麻痹的发生。

四、症状

面神经损伤的部位和程度各不相同，其临床表现也会有所差异（见图 5-6）。图上部为单侧性面神经全麻痹，其中单侧性颊上支神经麻痹（上左）可见耳及眼睑功能正常，仅患侧上唇麻痹、鼻孔下塌歪向健侧；单侧性颊下支神经麻痹时（上右），患侧下唇下垂并歪向健侧。图下部为双侧面神经全麻痹示意。

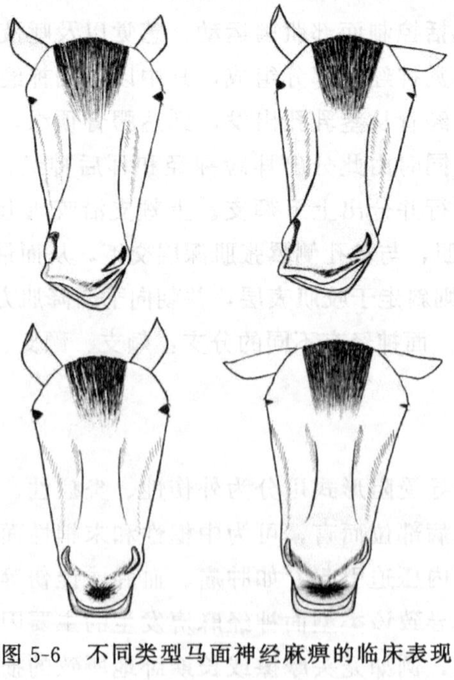

图 5-6　不同类型马面神经麻痹的临床表现

1. 单侧完全麻痹

当出现单侧完全麻痹时，患侧耳部倾斜或下垂，上眼睑下沉且眼见反射消失，同时鼻孔塌陷导致通气不畅。上下唇松弛并向健侧偏移，导致歪嘴，使得进食和饮水变得更加困难。在这种情况下，马只能用牙齿摄取饲料，但由于咀嚼能力减弱，患侧面部常积留大量饲料，而在饮水时口角浸入水中却无法有效吸水（见图 5-7）。

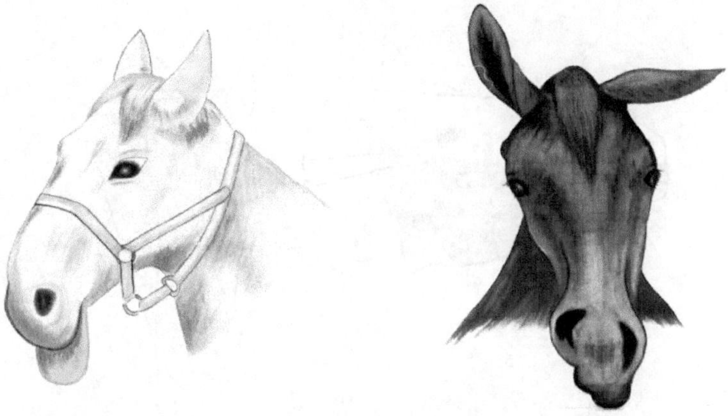

图 5-7 单侧和双侧马面神经麻痹的区别（正面观）

2. 单侧上颊支神经麻痹

如果是单侧上颊支神经麻痹，则耳部和眼睑功能正常，仅可观察到患侧上唇无力、鼻孔下塌并向健侧偏斜。而若为单侧下颊支神经麻痹，则可看到患侧下唇下垂，同样朝向健侧。

3. 双侧面神经全麻痹

双侧面神经全麻痹通常由中枢病变引起，除了上述症状外，由于两边鼻孔塌陷，还会造成呼吸不畅和呼吸困难。此外，由于唇部麻痹，动物在进食时常伴随流涎，并且两颊内残留大量饲料，同时还可能出现吞咽困难等。图 5-7 为马面神经麻痹症状示意，其中上图显示为双侧性面神经全麻痹，双侧鼻唇向下脱垂，舌向外脱出；下图为单侧性面神经全麻痹，患侧耳耷拉，面部肌肉松弛，鼻孔呈半闭合状。

五、治疗

面神经麻痹若由中枢性或全身性疾病引起，应积极治疗原发病，其预后与原发疾病的进程密切相关。针对不同原因所致面神经麻痹，需采取相应的干预措施（见图 5-8）。

首先，可采用温热疗法，并结合四三一搽剂进行局部刺激。此外，注射复合维生素 B 及地塞米松控制神经水肿和炎症。同时结合针灸疗法往往能取得良好效果，在选择穴位时，应以开关穴和锁口穴作为主穴，再辅以其他配穴。此外，红外线、离子透入（硝酸士的宁）技术也有助于缓解临床症状。

对于双侧面神经麻痹伴随鼻翼塌陷及呼吸困难的马匹，可采用鼻翼开张器或手术方式以缓解呼吸障碍，主要包括皱襞开张法和皮瓣切除法两种外科技术（见图5-8）：前者通过在鼻翼背部制作纵向褶皱并收紧缝合，以实现鼻孔扩张；后者则是在两鼻孔间切除卵形皮肤片段后将创缘进行缝合，从而达到类似效果。

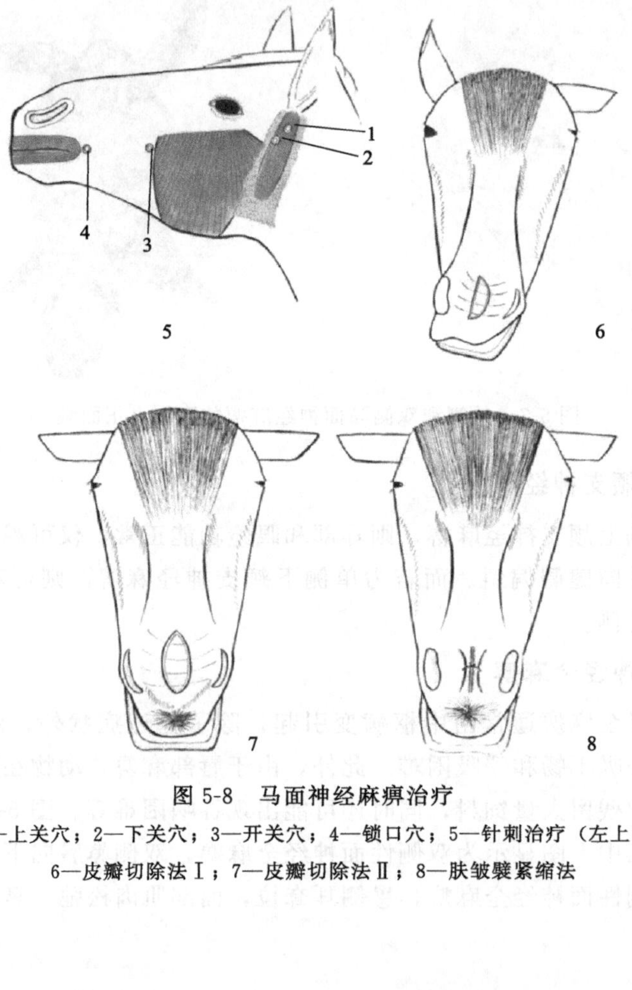

图 5-8　马面神经麻痹治疗

1—上关穴；2—下关穴；3—开关穴；4—锁口穴；5—针刺治疗（左上）；6—皮瓣切除法Ⅰ；7—皮瓣切除法Ⅱ；8—肤皱襞紧缩法

第四节　羊多头蚴孢囊切除术

一、概述

羊多头蚴病又称羊脑包虫病，为多头带绦虫的幼虫寄生于羊脑和脊髓引起的疾病。主要侵害羊和牛，特别是2岁以内的羊，人也可感染，终末宿主是犬、狼等肉食动物。当多头蚴侵入羊脑内，孢囊显著增大，且病羊表现出明显神经症状时，可考虑进行羊多头蚴孢囊切除术以实现诊断或治疗目的。

二、解剖定位

如图5-9所示，从上方观察，羊的颅腔呈长方形，其前界为眶上孔连线，后界为枕嵴，侧界则由角基部（母羊为角结节）内缘向后延伸至颞嵴。羊的颅腔可划分为额部、顶部、颞部和枕部。由于额窦进入颅腔，其外科边界调整至两眼眶后缘连线，大致与解剖边界一致。除了薄耳肌之外，羊的颅盖不覆盖其他肌肉，因此额部和顶部均可作为脑手术通道。颅腔内包含大、小脑。在脑内矢状线上，大脑镰附着于矢状嵴，并含有纵行静脉窦；在顶间骨水平，小脑幕附着于横嵴，并包含横行静脉窦。因此，在手术过程中需特别留意，以免损伤此静脉窦（图5-10）。硬膜紧贴于颅盖内表面，与骨内膜相互结合，因此二者之间没有硬膜外腔发挥缓冲作用。而硬膜与蛛网膜之间存在充满淋巴液的硬膜下腔。

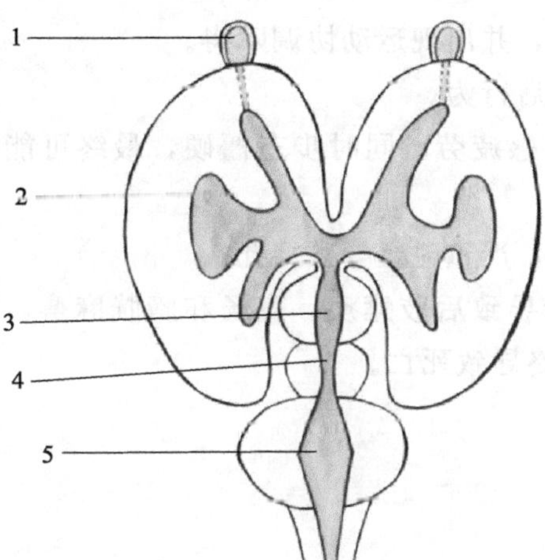

图5-9 羊的脑室解剖

1—嗅球；2—侧脑室；3—第三脑室；4—大脑导水管；5—第四脑室

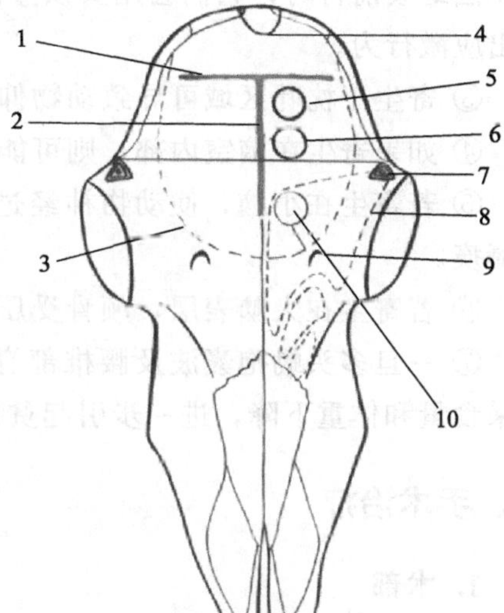

图5-10 羊多头蚴孢囊切除术切口定位

1—横静脉窦；2—纵静脉窦；3—颅腔；4—小脑开口；5—枕叶开口；6—额叶、颞顶叶打孔部位；7—角；8—额窦；9—眶上孔；10—额叶、颞顶、枕叶打孔部位（大角种公羊）

三、症状及诊断

感染多头蚴的羊通常会出现一系列特征性的神经症状，例如精神抑郁和嗜睡，部分病例可能表现出转圈行为，这使得诊断相对容易。然而，需要特别注意的是，必须与莫尼茨绦虫病、鼻蝇蛆病及其他神经系统疾病进行鉴别，因为这些疾病不会导致头骨变薄、软化或皮肤隆起等现象。当颅骨因受压而变软时，可以通过触摸柔软区域来判断多头蚴的位置，该区域一般位于转圈运动的一侧。有时可观察到对侧肢体或腿部麻痹。通常情况下，如果寄生在左侧，羊向左转动；若寄生在右侧，则向右转动；抬头动作主要由大脑前部控制，而低头动作可能源自小脑控制。如果多头蚴寄生在后窝，会导致视力丧失并摔倒；如果持续遮挡眼睛，患羊将无法站立。

羊多头蚴孢囊在大脑不同部位（见图 5-9）的寄生会导致特异性神经症状：

① 当寄生虫位于大脑半球侧面时，受感染的羊常表现出头部倾斜并围绕该方向旋转。随着病情发展，其旋转幅度逐渐减小，有时可能出现对侧眼睛失明。

② 若寄生在额叶，羊则呈现低头行走、膝盖抬高或沿直线前进。当遇到障碍物无法继续前行时，它们会用头顶撞击障碍物并停滞不动；部分羊易受到惊吓，表现出应激行为。

③ 寄生于枕叶区域可导致动物仰起头部，并出现运动协调障碍。

④ 如果寄生在脑室内部，则可能引发退后行为。

⑤ 若寄生在小脑，使动物神经过敏且易感疲劳，同时步态僵硬，最终可能导致瘫痪。

⑥ 若寄生在大脑表层，颅骨受压后变薄，严重时会导致穿孔。

⑦ 一旦多头蚴孢囊波及腰椎部脊髓，会导致后肢瘫痪、直肠和膀胱麻痹，同时采食量和体重下降，进一步引起贫血，最终导致死亡。

四、手术治疗

1. 术部

不同位置的羊多头蚴孢囊手术，圆锯钻孔位置也不同，可按照如下方法进行钻孔定位。额叶：在圆锯定位颅腔外科界后（钻孔位置前缘不得超过两眶上孔连线），同时距离中线 3～5mm 处。颞顶叶：对于有角羊，打孔需从两角根的后缘开始；无角羊则应在眶突后缘约 1cm 处进行，同时保持与中线的距离为 3mm。枕叶：操作应在横静脉窦之后，距枕嵴 1.8cm 及中线 3mm 处进行。小脑：必须确保打孔位点位于项韧带附着点之前，并避免损伤横静脉窦（见图 5-10）。

2. 保定与麻醉

使用侧卧或站立的固定姿势，使头顶朝上，并施行局部浸润麻醉。

3. 术式

沿预定皮肤切口处用碘伏进行消毒，随后平行头部中线做直线切口，紧张切开皮肤，分离皮下组织，显露骨膜，于骨膜处做“十字切开”（见图 5-11）。使用手术刀柄分离骨膜，暴露骨组织；随后使用圆锯垂直头骨面转动，分离头骨骨片。分离时先顶出圆锯内三棱钻，待外圈圆锯打磨出浅凹槽后，退回三棱钻，继续转动圆锯，直至打开骨片（见图 5-12）。

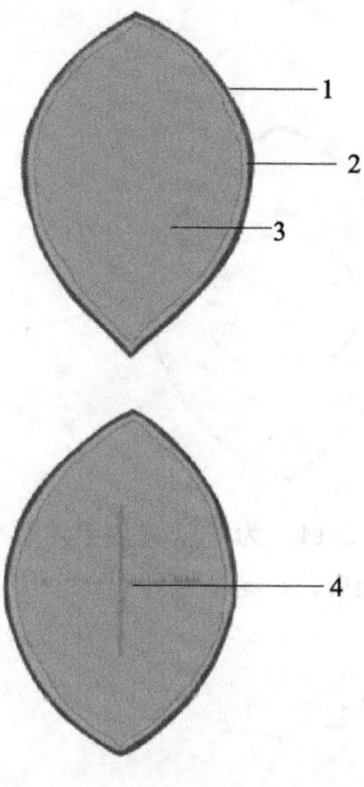

图 5-11　羊脑包虫手术Ⅰ

1—皮肤；2—皮下组织；3—骨膜；4—骨膜做“十字”切开

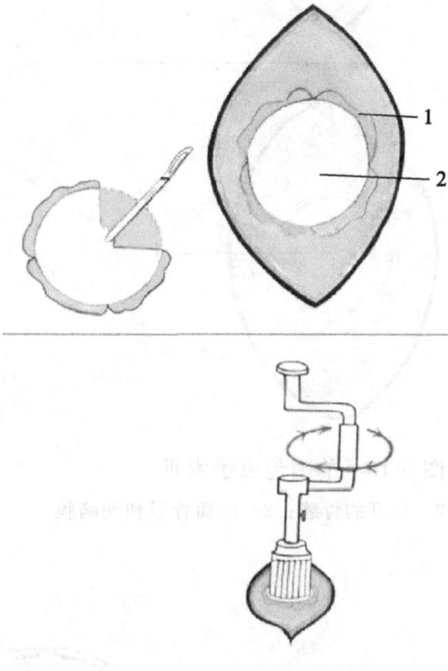

图 5-12　羊脑包虫手术Ⅱ

1—骨膜；2—骨面

止血钳嵌入骨片与头骨缝隙，随后取出骨片，暴露内面骨膜和硬脑膜。取出骨片时须小心，防止误伤脑膜。可使用蚊式止血钳从钻透的骨片一端塞入，并小心取出骨片（见图 5-13）。使用注射器针头挑开骨膜和硬脑膜，可见蛛网膜及脑软膜。找到多头蚴包囊，止血钳夹持囊壁，向创口外拉出。拉出时首先使用止血钳钳夹并旋转孢囊，以便牢固地拉出囊壁（见图 5-14）。

当孢囊在脑内时，可使用 100mL 注射器针头避开软脑膜血管，刺入囊内，吸取其中液体并吸住囊壁，将其向创口外牵拉。孢囊牵至创缘周围，随后使用止血钳向外拉出。拉出时注射器内始终保持负压，以使囊壁贴附在粗针头上（见图 5-15）。孢囊全部清除后，手术结束，清理创口，复原骨膜，结节缝合皮肤，碘伏局部消毒，头绷带暂时固定（见图 5-16）。

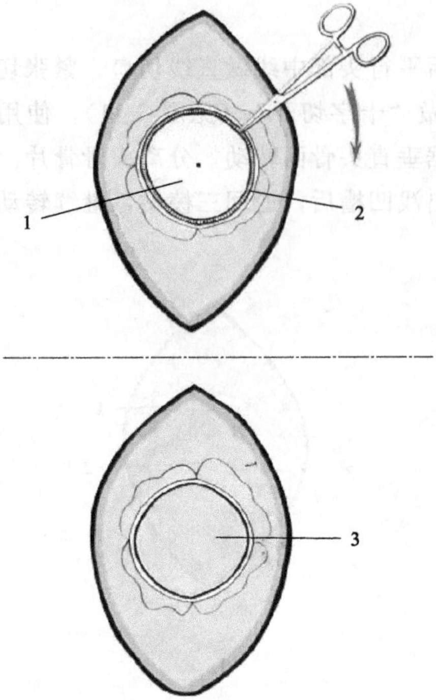

图 5-13　羊脑包虫手术Ⅲ

1—骨片；2—锯开的骨缝；3—内面骨膜和硬脑膜

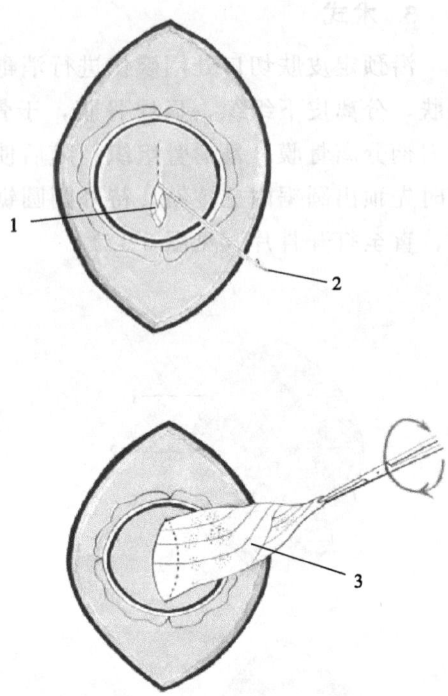

图 5-14　为羊脑包虫手术Ⅳ

1—蛛网膜血管；2—注射器针头；3—多头蚴孢囊

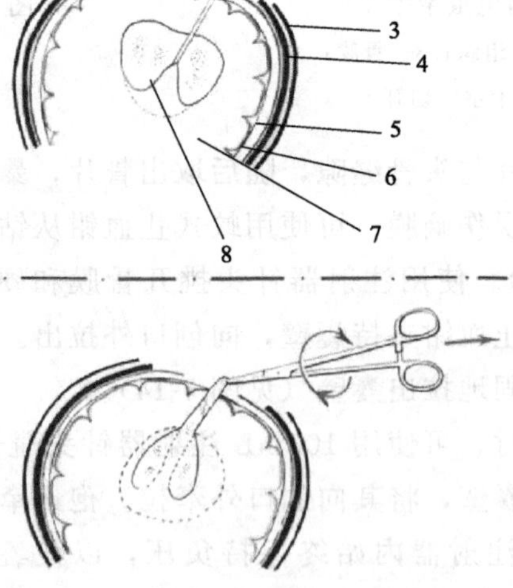

图 5-15　羊脑包虫手术Ⅴ

1—囊液；2—胶管；3—皮肤；4—颅骨；5—蛛网膜；6—软脑膜；7—脑；8—孢囊

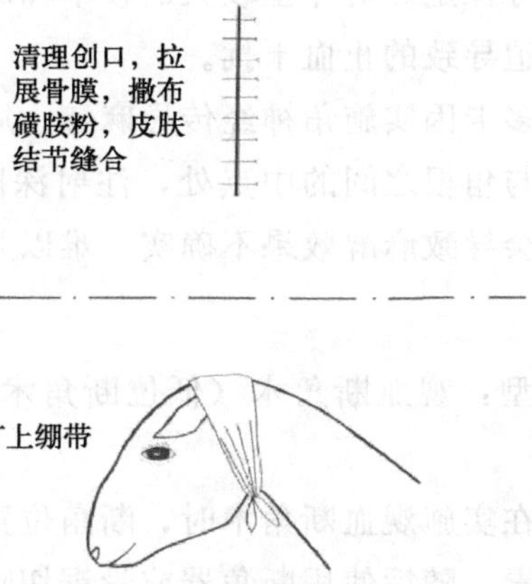

图 5-16 羊脑包虫手术Ⅵ

第五节 牛断角术

一、概述

牛断角术的适用于性情暴躁的牛。有的牛因角生长异常弯曲，引起周围皮肤或者眼部继发损伤，这些情况均需开展断角手术，也称为去角手术。此外，牛角基部骨折的治疗也需要行断角手术。

二、解剖定位

角由额骨的角突及其外部包裹的角鞘组成，外层被骨膜和真皮层覆盖，最外侧为角鞘。靠近基部的角鞘较薄，而在尖端处逐渐增厚。角质生长的位置位于真皮层，因此在角发生断裂时，应尽量选择靠近基部进行切除，以避免不完全断裂，从而引发角再生问题。幼畜的角突内部具有完整的中隔，但随着年龄增长，中隔会逐步被骨嵴替代。供应角血液的主要血管是角动脉，是颞浅动脉的分支。此外，角神经是眼神经的分支，穿过眶骨膜并沿着动脉上方走行至角。

三、治疗

1. 保定和麻醉

需要进行手术的牛进入柱栏保定，同时确保头部稳定，以有效开展去角术。对于幼犊，可以徒手或使用笼头进行固定；而对较大的犊牛（大于 4 月龄），应采用笼头和颈枷进行稳固保定，或由助手辅助保定。对于大于 6 月龄的犊牛，建议使用颈枷或斜槽，以实现充分保定。对体型较大的犊牛和成年牛，鼻钳作保定是较好的选择，能够避免笼头压迫导致的止血干扰。

使用普鲁卡因或利多卡因实施角神经传导麻醉。局部麻醉进针位置选择额骨外缘稍上方、眶上突基部与角根之间的中点处，注射深度 1～3cm。局部麻醉注射位点尽量保证准确，否则会导致麻醉效果不确实，难以开展后续手术操作。

2. 术式

手术可分为两种类型：观血断角术（低位断角术）和无血断角术（高位断角术）。

（1）观血断角术　在实施观血断角术时，断角位置靠近角根部。麻醉后，对预定切开区域进行常规消毒，随后使用断角器或骨锯切除角及相关组织。断角后随即使用灭菌纱布对切口处进行压迫，防止血液进一步流出并进入额窦。此外，可使用骨蜡进行止血。最后使用涂布磺胺粉的纱布覆盖于切口处，防止感染，同时加装绷带保护切口部位。最外层可涂抹松馏油，起保湿效果。对于角胚期的犊牛开展去角术，可应用 Robert 去角器或特制管状去角器。局部麻醉和保定后，使用去角器插入目标角，随后转动去角器，实现快速去角，最后进行止血和包扎（见图 5-17）。

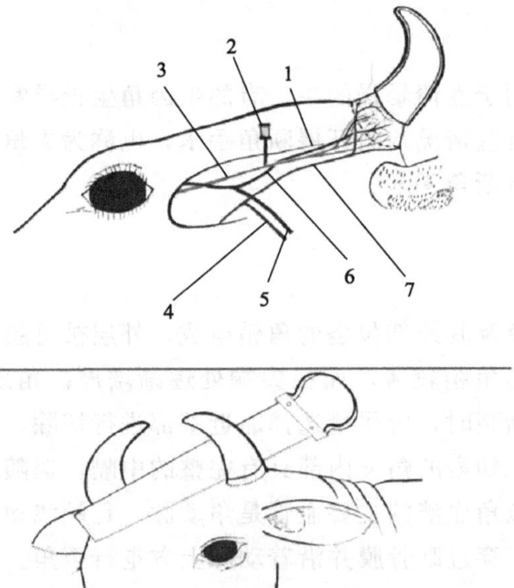

图 5-17　牛观血断角术

1—额骨外脊；2—麻醉部位；3—角神经；4—颞浅动脉；5—颞浅静脉；6—角静脉；7—角动脉；8—断角术示意

（2）无血断角　无血断角的切口位置位于最上角轮与角尖之间。该操作损伤角突，故无需进行后续的止血及包扎处置。对于刚出生的犊牛（15～25 日龄），角部除毛以暴露基部，使用特制电烙铁的尖端对角部的生长点进行加热，破坏生长点。使用该方法去角操作简单且应用广泛。

此外，还可使用化学方法去角，即使用强碱（氢氧化钾或氢氧化钠）等腐蚀性药物对角的生长点进行破坏，抑制角的生长。

3. 术后护理

术后应防止绷带松动，通常在 1～2 个月内，断端的角窦腔会被新生的角质组织所填充。如果在术后 6～8 天内发现绷带有脓液渗出，需要按照化脓创清创的方法进行清创和后续治疗，防止继发性额窦炎的发生。

第六节　角折

一、概述

角折是反刍动物特有的疾病，公畜最为常发。反刍动物的角由额骨两侧突起的骨质角突和源自皮肤的角鞘构成，其内部结构与额窦相连。角的真皮层与角突的骨膜贴合紧密，血管从骨膜中穿出。角主要分为基部、中部和尖部三个部分，其中基部连接于额头皮肤，而中部则延伸至尖部。在成年牛中，通常在基部与额骨之间存在一段明显的凹陷。

二、病因

造成角折的主要原因是外力损伤，包括直接和间接损伤，前者通常发生在牛只打斗、跌倒或从坠落等情形；而后者则多见于保定不当，仅将角固定于保定架或树木上。当动物受到惊吓时，在强烈挣扎或在摔倒过程中，牛角意外折断。由于黄牛和羊的角相对较短小，除非遭遇剧烈外力，一般情况下很少出现折断现象。而鹿角则相对脆弱，锯茸过程中常因头部固定不牢或管理失误，导致基部折断，影响鹿茸的产量。

三、症状

角折的症状与受伤部位及其严重程度密切相关，因此预后情况存在显著差异，通常可分为以下四种类型。

1. 角鞘脱落

角鞘可完全活动或被摘下，常伴随基部软组织损伤。角尖部骨质通常有血液渗出，触诊角基部疼痛和温热，患畜头颈倾向病侧。

2. 角鞘破裂

此时可见裂痕、生发层出血，偶见骨裂或骨折。有时可见创口感染导致化脓。剩余的角突可能发生不全或完全骨折，触诊角鞘患畜会出现明显疼痛。

3. 高位角折

指的是角折发生在长度超过整个角一半、靠近尖端的位置，此处可见角鞘完全分离或晃动，裂口处可见血液流出。

4. 低位角折

是角折较严重的一种形式，指角 1/2 以下部位（如基部或额骨）角折，角折部位越低病情越严重。角折部位可见角突腔和血液流出，两周后该腔隙逐渐变小。如治疗不得当，容易造成化脓性额窦炎。严重者易继发脑膜炎，加重病情。

四、治疗

与角突分离的角鞘应及时摘掉，并涂抹抗生素软膏和包扎。绷带需及时更换，待创面愈合会自生角质。在炎热天气条件下，应在绷带外层涂抹松馏油，预防蝇蛆病。若角鞘破裂但尚未完全脱落，应使用夹板固定，以促进受损角的愈合。同时，使用消毒防腐液体对角鞘进行清洗，切除坏死组织，并涂以抗生素软膏，最后使用纱布绷带行“八字”包扎。经保守治疗后无效的患畜，需要行断角术或修补术（见图 5-18）。

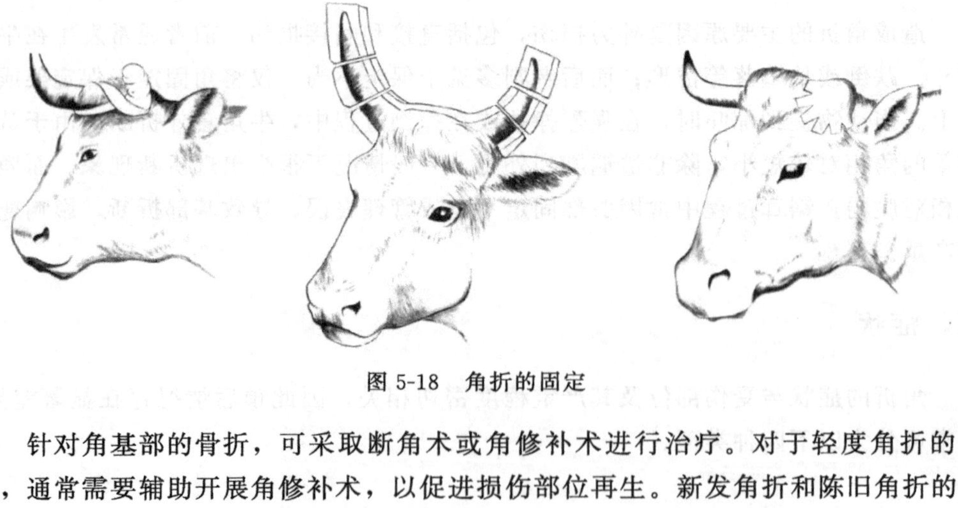

图 5-18　角折的固定

针对角基部的骨折，可采取断角术或角修补术进行治疗。对于轻度角折的病例，通常需要辅助开展角修补术，以促进损伤部位再生。新发角折和陈旧角折的修补方法类似，但后者需要进行一定程度的抗感染治疗。通常在感染消退之后，对角突腔内的骨隔和黏膜进行约 2mm 范围内的清创处理，随后使用固齿粉填塞法或角突腔封闭法进行修复。

第七节　牛放线菌病

一、概述

牛放线菌病是一种由放线菌引起的非接触性慢性传染病，属于人畜共患病。主要感染头、颈、下颌和舌部，并出现局部肿块。多种动物均能感染，但牛最为易感。本病主要通过消化道和呼吸道传播。皮肤或黏膜受损时，更容易感染该病。

二、临床症状

牛放线菌主要侵袭下颌骨，导致病理性肉芽肿形成，并在后期出现明显的硬质结节。受影响的骨组织表现为肿大，鼻骨对鼻腔造成的压迫可能导致呼吸困难，而当下颌骨病变时则引发采食障碍。此外，化脓性感染及组织坏死会导致瘘管形成，并伴随脓性渗出。同时，受影响的骨组织呈现豆腐渣样坏死，舌体增厚且变硬，因此本病又被称为“木舌症”（见图 5-19）。图 5-19 为牛下颌放线菌感染示意，该病是由放线菌感染引起的一种非接触性、慢性、传染性疾病。放线菌侵害下颌骨后导致下颌骨形成病理性肉芽肿，严重时压迫鼻骨引起呼吸困难，并导致采食量下降。

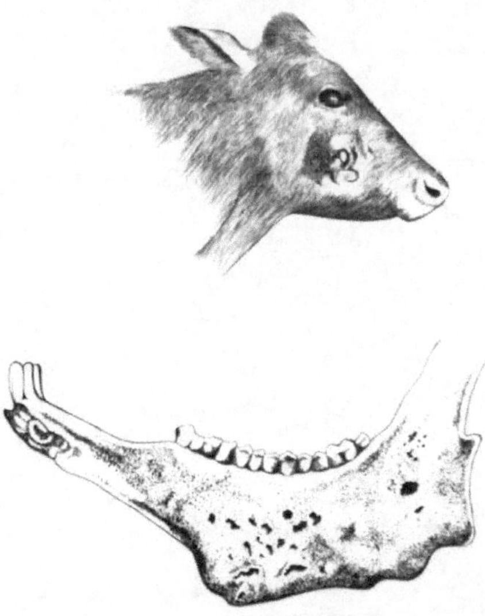

图 5-19　牛放线菌病

三、诊断与防治

牛放线菌病的诊断通常是通过取病变部位的渗出液或组织，随后进行革兰氏染色确诊。

该病的预防可通过改善饲养管理、加强兽医卫生制度实现，尤其是要防止皮肤和黏膜损伤。出现伤口时及时处置，尽量避免牛放线菌病的发生。此外，牛放线菌对常规抗生素（青霉素、头孢菌素和林可霉素等）较为敏感，应用抗菌药物及时治疗往往具有较好效果。

第六章 颈部与胸腔外科手术

第一节　马喉囊切开术

一、概述

喉囊切开术适用于经保守治疗无效的喉囊腔积脓。此外，喉囊内肿瘤和异物治疗也适用于本手术。

二、解剖定位

喉囊是马属动物特有的结构，又称咽鼓管囊，是咽鼓管黏膜的膨大部分，其具体功能尚不完全明确。研究发现，马属动物在进行高强度运动时，进入喉囊的冷空气可能会影响颈内动脉的温度调节。喉囊位于咽部后方，两侧大小相同，其内壁部分相邻但不互通。前壁与碟骨口连接，后壁则接触寰枢关节，下方紧贴咽和食管，上部靠近耳郭基底（见图 6-1）。

随着马匹年龄的增长，喉囊的大小也会发生变化：幼龄马匹喉囊体积大约 $150cm^3$，成年时约 $470cm^3$。除咽鼓孔和破裂孔附近以及枕寰关节外，喉囊壁松弛，并与周围组织贴合紧密。在喉囊前壁下 1/3 处，有颌内动脉和颌外动脉；上 1/3 处则分布着舌咽神经、舌下神经的咽支和喉支；而后壁则包含前交感神经节、迷走神经、副神经以及颈内动脉和枕动脉。腮腺位于喉囊的外侧，夹在下颌与寰椎翼之间，并由腮腺筋膜包裹着其内外两面。下颌缘、胸头肌腱以及颌外静脉形成一个三角区，该区域称为维波尔三角区，通过手指压迫静脉可以清晰辨认该轮廓。整个三角区被腮腺填满，其导管平行通过下颌骨后缘。

三、治疗

1. 麻醉与保定

本手术可采取柱栏站立保定的方式，同时使用全身镇静药物（如地托咪定），

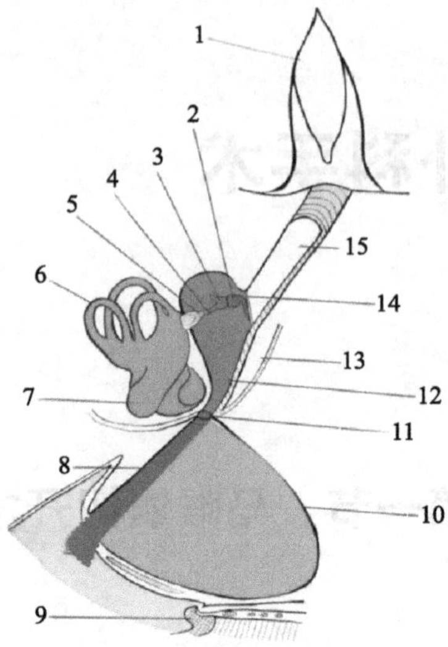

图 6-1　马喉囊解剖定位

1—耳壳；2—锤骨；3—砧骨；4—豌豆骨；5—镫骨；6—半规管；7—耳蜗；8—咽鼓管（耳咽管）；9—喉；10—喉囊；11—鼓室口；12—鼓室；13—颞骨；14—鼓膜；15—外耳道

并配合利多卡因局部浸润麻醉。

2. 术式

常用的手术切口包括维波尔三角区内切口和颌外静脉下切口两种类型（见图 6-2 和图 6-3）。

（1）维波尔三角区内切口　指压静脉显露维波尔三角区，沿着胸头肌底部，作皮肤纵向切口（长度约 6cm），切口前段稍远离下颌后缘，切口后侧与颌内、外静脉保持一定距离（约 2～3cm）。剪开腮腺肌膜外层，并继续向下分离至腮腺腹侧，继续分离腮腺与颌外静脉，随后结扎颌外静脉，分离胸头肌腱和喉囊。操作需谨慎，避免损伤颈动脉和颌外动脉。切开喉囊表面覆盖的腮腺筋膜和喉囊壁，排出内容物，随后使用消毒防腐药液反复冲洗，确保内容物可经喉囊切口自由流出（见图 6-2）。

（2）颌外静脉下切口　在下颌角，于颌外静脉下方约 1.5cm，平行颌外静脉作皮肤切口（5～8cm）。随后，剪开颌外静脉与胸骨舌骨肌之间的浅筋膜，暴露胸骨舌骨肌和肩胛舌骨肌。沿下颌后缘向背侧进行钝性分离，暴露入喉囊壁（如图 6-3）。穿刺喉囊并用手指扩大创口，以促进积液充分排出，随后常规冲洗喉囊腔，采取引流措施。

3. 术后护理

术后 24h 内应限制头颈部活动，密切观察创口渗出情况。如有必要，可使用抗

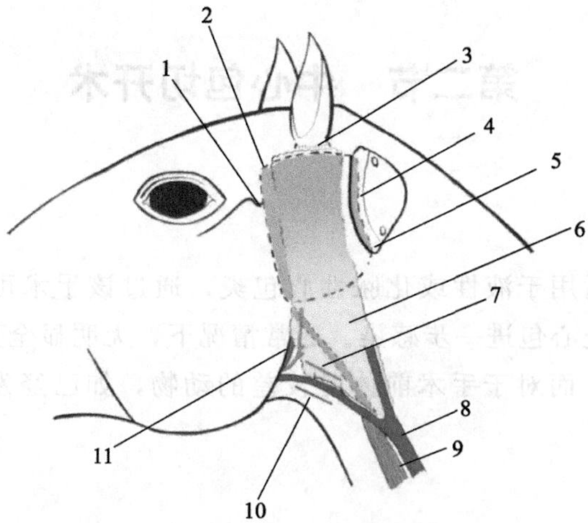

图 6-2　马喉囊界限投影及术部定位

1—下颌关节；2—喉囊；3—耳郭基部；4—寰椎翼；5—寰椎后下角；6—腮腺；
7—维波尔三角区内切口；8—颈静脉；9—胸头肌；10—颌外静脉下切口；11—下颌后缘

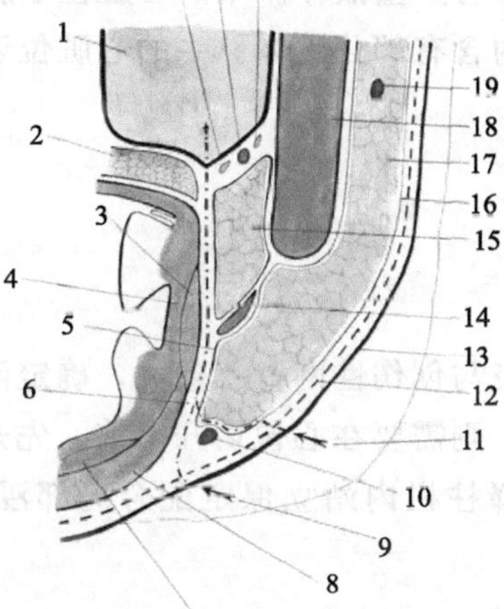

图 6-3　马喉囊切开手术通路（纵向）

1—喉囊；2—咽后淋巴结；3—肩胛舌骨肌；4—喉部肌肉；5—腮腺筋膜内层；6—喉外间隙；
7—胸骨甲状肌；8—胸骨舌骨肌；9—颌外静脉下方切口；10—颌外静脉；11—维波尔三角区内切口；
12—浅筋膜；13—皮肤；14—胸头肌腱；15—颌下腺；16—腮腺筋膜外层；17—腮腺；18—颈颌肌；
19—颌内静脉

生素以控制感染，并及时更换引流纱布或装置。在手术过程中，应特别注意防止颌外静脉结扎点松动，以避免大量出血的发生。

第二节　牛心包切开术

一、概述

牛心包切开术适用于液性或化脓性心包炎，通过该手术可减少心包内局部渗出，净化创腔，防止心包进一步感染。通常情况下，无明显全身症状的患牛，进行该手术后恢复迅速。而对于手术前体况较差的动物，如已经发生败血症，则预后不良。

二、解剖定位

牛的心包属于纤维浆膜性囊，环绕于心脏外部，与心脏形状等同。其背面连接于心底，由左右两条胸骨心包韧带固定于胸骨处左右第六肋的骨关节面之间。浆膜层形成一个封闭囊体，其外侧被心包纤维层覆盖，浆膜反转并延伸至心脏上方，称为心外膜，而心包腔内则含有少量液体。牛的心脏位于胸腔中线偏左的位置，大部分区域与胸膜接触，心包内含有部分液体。牛的心脏位于胸腔中线偏左，大部分心包与胸膜相互贴合。

三、治疗

1. 麻醉与保定

手术前需要鉴别心包炎与创伤性网胃心包炎，确定网胃、膈和心包内是否有异物。如该区域内存在异物，则需要在心包切开术前，先开展瘤胃切开术，取出网胃内的异物。保定方式可选择柱栏内站立保定配合局部浸润麻醉或者全身麻醉侧卧保定。

2. 术式

心包切开术术部位于第 5 肋骨纵轴，切口长度约 25cm，逐层切开皮肤、浅筋膜、背阔肌和胸下锯肌，暴露肋骨，并使用骨膜剥离器分离骨膜。使用线锯或咬骨钳切断肋骨上端以及下端肋骨与肋软骨交界处（长度约 15cm），操作过程中注意保护胸膜。而后切开胸膜，显露胸腔，观察胸腔和心包粘连情况，然后切开心包 10～15cm，切开时需注意止血，术者可用手深入心包进行探查，如有感染，可小心剥离粘连的纤维素（彻底清除心包内的纤维素或坏死组织）。再检查在心包与膈的连接部位是否有金属异物等，可根据情况取出（图 6-4 和图 6-5）。操作完成后，使用含抗生素的温热生理盐水反复冲洗心包腔，直至流出液清亮透明。最后，常规闭合创口，胸膜和肌肉使用连续或结节缝合，皮肤组织使用结节缝合。术后约 7～10 天肺功能逐渐恢复。对于渗出液较多的病例，还可考虑于心包腔内安置引流装置。图 6-4（上）为切口定位；图 6-4（左下）为做“I”字形切口并切开骨膜；图 6-4（右下）为剥离肋骨膜。

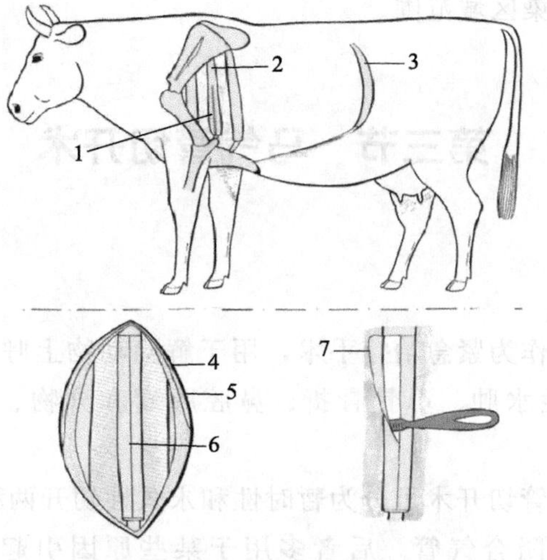

图 6-4　牛心包切开术Ⅰ

1—预定切开线；2—第 5 肋骨；3—第 13 肋骨；4—背阔肌；5—胸下距肌；6—“I”字形切口；7—骨膜

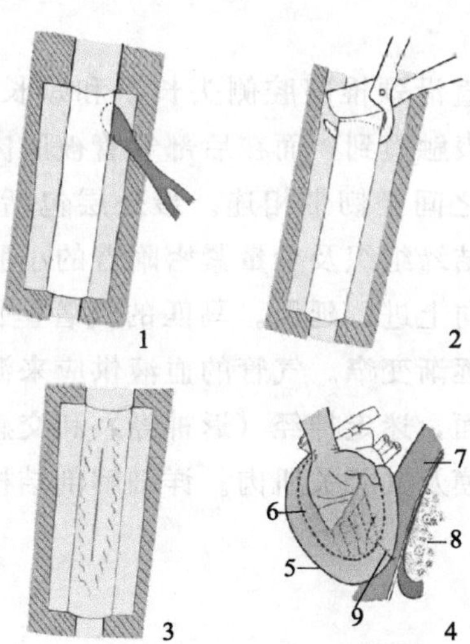

图 6-5　牛心包切开术Ⅱ

1—剥离胸腔侧肋骨膜；2—剪短肋骨；3—切开胸膜，显露胸腔；4—用手探查心包内粘连和异物；5—心包；6—心脏；7—膈；8—网胃；9—异物

3. 术后护理及注意事项

正常情况下，术部创口可行一期愈合。术后日常采取常规护理，如镇痛、抗感染、强心以及维持体液平衡。对于安置引流管的病例，需做好引流装置的日常冲洗和维护。此外，该手术属于污染手术，术中无法做到完全无菌，但必须严格落实并执行无菌术，限制污染区域范围。

第三节　马气管切开术

一、概述

马气管切开术常作为紧急治疗手术，用于解除动物上呼吸道阻塞和窒息症状，适用于上呼吸道炎性水肿、鼻骨骨折、鼻腔肿瘤和异物、双侧喉返神经麻痹等疾病。

通常情况下，气管切开术可分为暂时性和永久性切开两种方式。前者多用于急救，症状缓解后便可闭合气管。后者多用于某些原因引起的上呼吸道狭窄或肿瘤等。

二、解剖定位

气管由喉环状软骨一直沿颈椎腹腔侧头长肌和颈长肌向后延伸，随后进入胸腔。颈前部气管易于从体表触摸到；而在后部气管被肌肉遮挡，不易用手感知。气管由软骨环组成，软骨环之间经韧带相连。最外层包括致密结缔组织膜和脏层筋膜。气管周围丰富的疏松结缔组织及少量紧密附着的小肌肉，使得气管具备侧向运动能力，并能够在前后方向上进行延展。马匹的气管呈圆筒形状，由 48～55 个环构成，中间环最宽，两端逐渐变窄。气管的血液供应来源于颈总动脉分支，为气管提供营养。在神经分布方面，迷走神经（返神经）和交感神经分支形成一个复杂的神经丛，共同支配气管黏膜及其相关肌肉。详细解剖结构见图 6-6（左）。

三、治疗

1. 麻醉与保定

在进行气管切开手术时，除需准备常规的软组织器械外，还需使用气导管。马匹在柱栏内站立保定，抬高头部保持颈部伸直。麻醉方式应采用全身镇静，并结合局部浸润麻醉。

2. 术式

三种切口定位均可选择颈部上 1/3 与中 1/3 的交界处（即颈部菱形区）切口、颈腹正中线切口或下颈部腹侧中线切口（见图 6-6 左）。沿预定切开线做 5～7cm 切口，分离皮下组织和浅筋膜，暴露胸骨舌骨肌之间白线，切开白线后分离肌肉及深层气管筋膜，显露气管。常用的气管切开方式有三种：

（1）在相邻两个气管环上各做半圆形切口，形成圆形切口，安置导气管。

（2）沿气管环腹侧中线，纵向打开 2～3 个气管环，吊线后，将其固定于预先准备好的横木上，保持气道开放。

（3）去除 1～2 个软骨环，形成一个方形“天窗”，然后将气管环黏膜和对侧皮肤进行间断缝合，建立瘘道，保持气道通畅。

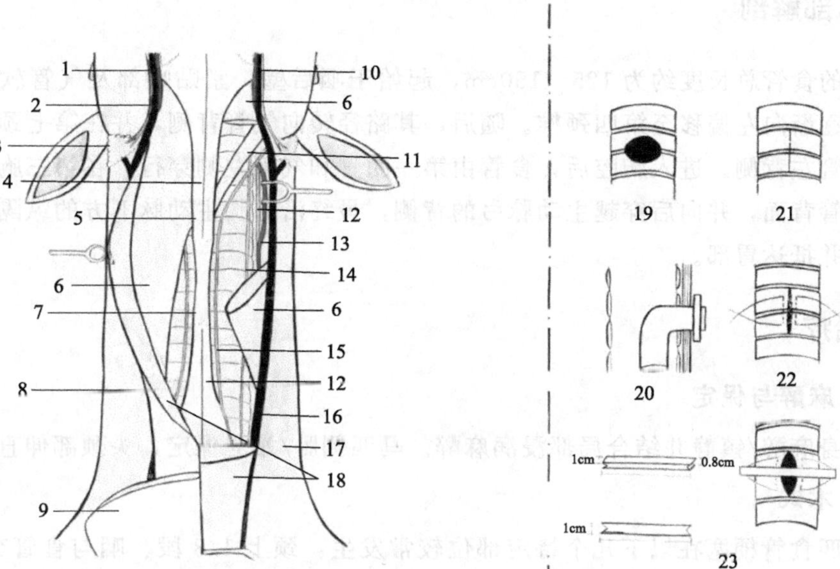

图 6-6　马气管局部解剖和常用切开方法

1—颌外静脉；2—腮腺管；3—腮腺；4—白线；5—胸骨舌骨肌；6—肩胛舌骨肌；7—胸骨甲状舌骨肌肌腱；8—气管；9—颈皮肌；10—颌外动脉；11—胸骨甲状舌骨肌；12—迷走交感神经干；13—颈动脉；14—返神经；15—颈降神经；16—颈静脉；17—臂头肌；18—胸头肌；19，20—气管导管安置；21～23—气管横木安置

3. 术后护理

术后应防止动物摩擦气管切开部位，并定期检查导气管通畅状况。当上呼吸道病情缓解时，可考虑拆除导管并对创口进行常规处置，行二期愈合。

气管切开时应确保一次性完全穿透软骨环，避免黏膜剥离，减轻并发症的出现；保证导管大小与切口一致，过紧可能压迫组织，而过松则易导致脱落；若遇紧急情况，可在不消毒的情况下实施急救手术，同时注意手术抗感染措施。

第四节　马食管切开术

一、适应证

在马匹出现食管梗塞且常规保守治疗未见成效，或需进行食管憩室及肿物切除时，可以考虑实施食管切开术。

二、术部解剖

马的食管总长度约为125～150cm，起始于咽后壁，紧贴喉部及气管软骨环的背侧，逐渐向左偏移至第四颈椎。随后，其路径转向气管背侧，并在第七颈椎处延伸至气管左背侧。进入胸腔后，食管由第一肋骨和气管左侧穿行，在第三胸椎位置位于气管背面，并向后穿越主动脉弓的背侧，最终沿着胸主动脉下方的纵隔进入膈肌裂孔并抵达胃部。

三、治疗

1. 麻醉与保定

全身麻醉/镇静并结合局部浸润麻醉。马匹侧卧/站立保定，头颈部伸直。

2. 术式

马匹食管梗塞在以下几个特定部位较常发生：颈上1/3段、咽与食管交界处、胸腔入口以及第一肋骨至主动脉弓之间的食管。临床上可通过触诊和X线检查明确梗塞物的位置及大小。在某些情况下，可采用内窥镜直接探查阻塞部位。

颈部食管切开术通常有为上、下两种切口。上切口位于颈静脉的上缘，距臂头肌约0.5～1cm，下切口定位于颈静脉下方和胸头肌的上缘区域。沿颈静脉沟方向切开皮肤（12～15cm）和浅筋膜，钝性分离颈静脉与臂/胸头肌之间的连接（图6-7）。继续分离深部肌肉，并根据阻塞部位分离显露食管。随后在阻塞部位食管做线性切口，取出梗阻物。食管需进行两层缝合：第一层进行全层连续缝合，第二层进行纤维肌肉层间断缝合。最后常规闭合手术切口。如发生胸段食管阻塞，则于左侧胸部第7～9肋间，通过肋骨摘除行开胸术，将阻塞物推至胃内。图6-7（上）为马颈部腹侧横断面示意；图6-7（左下）为马食管切开术切口定位；图6-7（右下）为食管横断面模式图以及食管缝合方法示意。

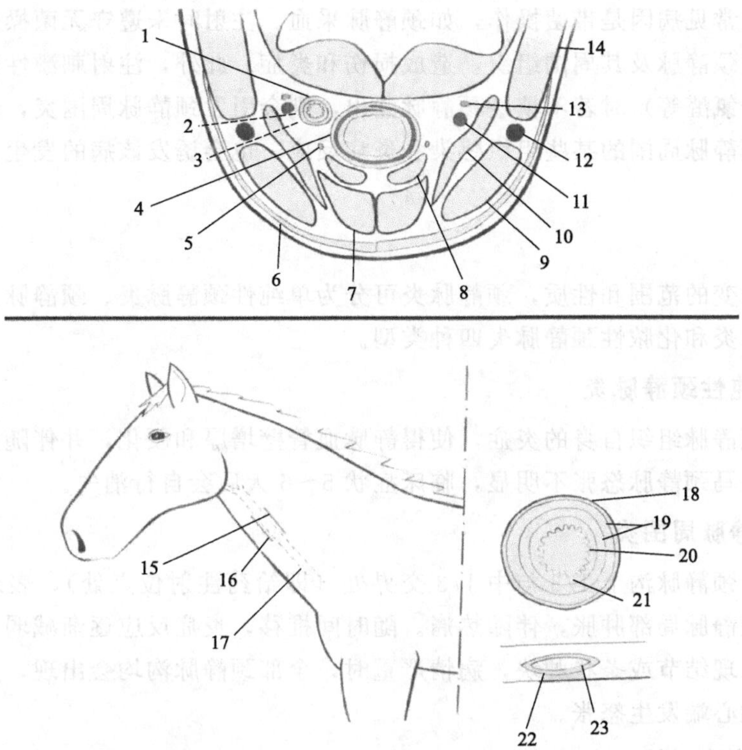

图 6-7　马食管术部解剖与食管切开术

1—食管；2—上切口；3—下切口；4—气管；5—返神经；6—颈皮肌；7—胸骨舌骨肌；8—胸骨甲状肌；9—胸头肌；10—肩胛舌骨肌；11—颈动脉；12—颈静脉；13—迷走交感神经干；14—臂头肌；15—颈静脉上切口；16—颈静脉下切口；17—颈静脉；18—外膜；19—肌层；20—黏膜；21—黏膜下层；22—外膜肌层结节缝合；23—黏膜螺旋缝合

3. 术后护理与注意事项

术后可适当给予流质食物，维持整水和电解质平衡，可采用抗生素疗法预防和控制局部感染。通常，术后 8～10 天拆除皮肤缝线。在暴露食管的过程中，需注意避免对周围组织的医源性损伤（如颈静脉、颈动脉及迷走神经干）。此外，开展食管手术时，应尽量减少对食管周围组织的分离，以减少局部渗出物，缩短术部创伤愈合时间。

第五节　马颈静脉炎

一、概述

马颈静脉炎是指颈静脉及其周围组织的炎症反应，通常由多次静脉刺激起。颈静脉炎的最常见病因是带菌操作，如颈静脉采血、注射时未遵守无菌操作规程，或者反复刺激颈静脉及其周围组织，造成损伤和炎症。此外，注射刺激性药物（如氯化钙和水合氯醛等）时若不慎经颈静脉漏出，则会引发颈静脉周围炎，最终继发颈静脉炎。颈静脉周围的某些组织感染和炎症反应，也会诱发该病的发生。

二、症状

根据病变的范围和性质，颈静脉炎可分为单纯性颈静脉炎、颈静脉周围炎、血栓性颈静脉炎和化脓性颈静脉炎四种类型。

1. 单纯性颈静脉炎

是指颈静脉组织自身的炎症，使得静脉血管壁增厚和硬化，并伴随疼痛。通常情况下，患马颈静脉怒张不明显，临床症状 5～6 天后会自行消失。

2. 颈静脉周围炎

常见于颈静脉沟上 1/3 与中 1/3 交界处（即给药注射位点处），表现为急性炎症征象，颈静脉局部肿胀，伴随热痛。随时间推移，炎症反应逐渐减弱，但沿颈静脉方向会出现结节或条状肿块，病情严重时，全部颈静脉沟均会出现，且颈静脉受到压迫，远心端发生怒张。

3. 血栓性颈静脉炎

血栓性颈静脉炎发生时，颈静脉沟水肿且不明显，局部伴有热痛，皮肤活动性变差，血栓形成及炎症消散后，触诊可摸到结节。远心端扩张，近心端血管不充盈。病马患侧结膜可见淤血，甚至伴有头颈部水肿。当侧支循环建立后，这些临床症状通常会逐渐减轻。

4. 炎性水肿

在患有化脓性颈静脉炎的马中，可通过视诊和触诊观察到患处弥漫性炎性水肿，但触诊无法摸到颈静脉。患马表现精神萎靡、食欲不振伴随体温升高，同时口鼻黏膜和眼结膜淤血，头部活动受限制。最终，患部会出现一个/多个脓肿，破溃后有脓汁流出。在某些严重病例中，血栓及血管壁出现溶解，患马突发大出血，导致生命垂危。有时，感染性血栓经血液循环途径转移至全身，还会引发败血症。

三、诊断

根据是否存在引起颈静脉炎的病因，结合病史调查可作出准确诊断。

四、治疗

患病动物应立即停止使役并严格限制运动，防止静脉炎症的扩散和血栓破碎。

随后，根据不同病因和症状，采取相应的治疗措施。

如因药物注射漏出引发的颈静脉炎，则应立即停止药物注射，并向肿胀部位注射生理盐水以稀释药液。同时在肿胀部位最低点做一切口，促进渗出液的排出。如因氯化钙渗出所致，则可局部注射硫酸钠，将氯化钙转变为刺激性小的硫酸钙。对于血栓性颈静脉炎，可使用局部温热疗法，也可使用鱼石脂软膏或复方醋酸铅局部外敷，以达到收敛效果。对于颈静脉周围蜂窝织炎，应尽早切开，切口需扩大并深入至受损肌肉层，并切除坏死组织。

对化脓性颈静脉炎，应进行颈静脉切除术，沿图 6-8 所示颈静脉上方区域切开皮肤，分离皮下组织和肌肉，显露颈静脉，按照图 6-8（下）所示使用缝合线对颈静脉进行结扎，随后沿图中“8”所示位置切除颈静脉。术部切口按化脓创进行治疗。

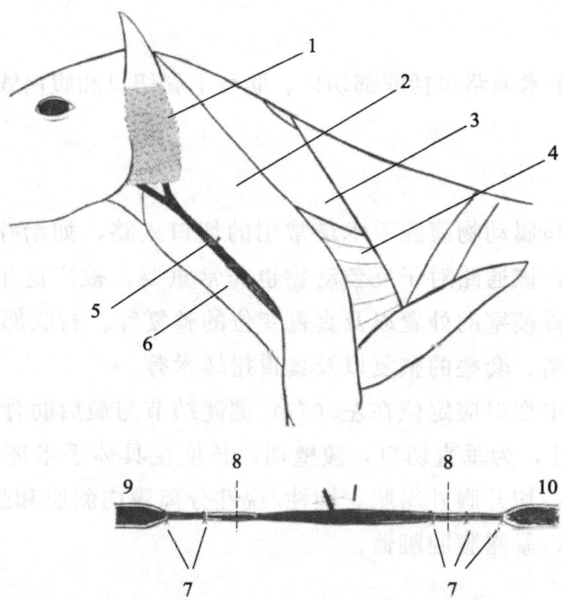

图 6-8 马颈静脉切除术

1—腮腺；2—臂头肌；3—夹肌；4—颈下距肌；5—颈静脉；6—胸头肌；7—结扎点；8—切断位置；9—远心端；10—近心端

第七章
腹部外科手术

第一节 马腹腔手术通路

最常用的腹腔手术通路包括肷部切口、肋弓下斜切口和腹白线旁切口三种类型。

一、肷部切口

左肷部切口是马属动物腹腔手术最常用的切口入路，如治疗肠管闭结或扭转、盲肠变位等。同时，该通路对于反刍动物也非常重要，被广泛用于治疗瘤胃积食、创伤性网胃炎，瓣胃梗塞的处置以及真胃变位的整复等。右肷部切口适用于反刍动物的小肠和结肠闭结、套叠的整复以及真胃扭转术等。

左（右）肷部中切口应定位在左（右）侧髋结节与最后肋骨连线的中点、距腰椎横突下 6～8cm 处，为垂直切口，腹壁切口长度视具体手术环境决定。皮肤切开后，分离皮下组织，切开腹外斜肌，钝性/锐性分离腹内斜肌和腹横肌，暴露腹膜。随后皱襞切开腹膜，暴露腹腔脏器。

二、肋弓下斜切口

马属动物的左侧肋弓下斜切口主要适用于左上、下大结肠整复术，而右侧肋弓下斜切口则适用于胃状膨大部切开术和盲肠手术。对于反刍动物，右侧肋弓下斜切口主要用于皱胃切开术。

对于胃状膨大部切开术，在平行于右侧十四或十五肋骨的延迟线 6～8cm，做 25～30cm 皮肤切口。对于马盲肠手术，与胃状膨大部切开术相似，但需要向腹侧平移 8～10cm。牛皱胃切开术则定位于右侧最后肋骨末端 25～30cm（平行于肋弓的直线），切口长度 25～30cm。皮肤切开后，分离皮下组织，避开血管，切开黄筋膜和腹直肌外腱鞘，暴露并切开部分腹直肌，随后，显露并切开腹横肌和腹膜，暴露腹腔，开展后手术操作（图 7-1）。

三、腹白线旁切口

腹白线旁切口适用于胃切开术、膀胱切开术和马结肠闭结整复术、直肠破裂修复术和肠扭转整复术等。

图 7-2 为马腹白线旁切口示意，切口定位为剑状软骨后缘 15～20cm 处，平行于腹白线 5～8cm，切口长度为 30cm。保定方式为半侧卧保定，两前肢和左后肢捆绑保定，右后肢拉伸保定，以充分暴露腹部。切开皮肤，分离皮下组织和腹黄筋膜，露出腹直肌鞘和腹膜，随后剪开、暴露腹腔术部视野。缝合时可选择连续缝合腹膜和腹直肌鞘、间断缝合腹黄筋膜和皮肤。

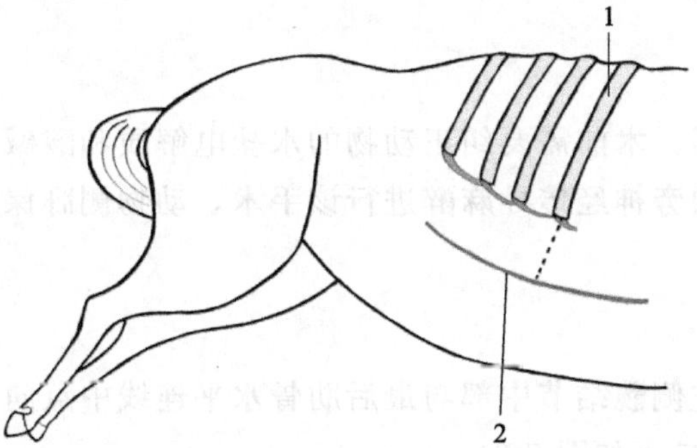

图 7-1　肋骨弓下斜切口

1—第 15 肋骨；2—切口定位

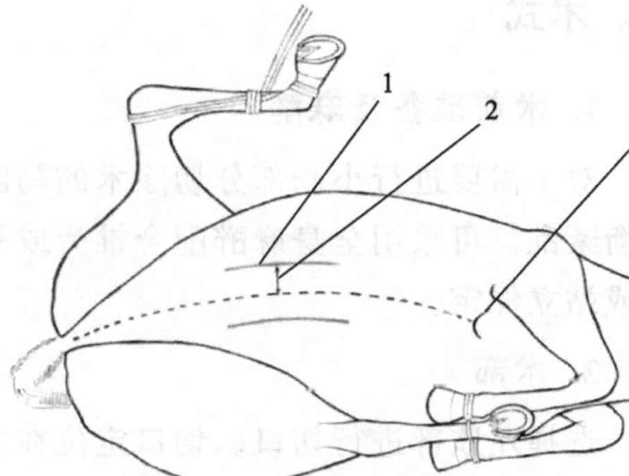

图 7-2　马腹白线旁切口

1—预定切开线（15～20cm）；2—与腹白线的距离（5～8cm）；3—剑状软骨

第二节　马小肠部分切除术

一、适应证

马小肠部分切除术的适应证包括由肠变位（如肠套叠、肠扭转及肠嵌闭等）引起的肠坏死、广泛性粘连以及肠道恶性肿瘤。

二、腹部解剖

马腹壁按层次由外向内依次为皮肤—腹黄筋膜—腹外斜肌—腹内斜肌—腹直肌—腹横肌—腹膜外脂肪及腹膜。腹中线是从剑状软骨至耻前腱沿腹壁中央纵行的纤维性缝际，它是两侧腹斜肌和腹横肌的腱膜在腹壁中央处联合后形成的。两条腹直肌位于腹中线两侧。脐前部腹直肌鞘较发达，脐后部腹直肌鞘变狭窄。

腹部的血液供应：腹前部的血管来自肋间动脉和腹壁前动脉。肋间动脉分布于腹横肌、腹外斜肌、皮肌和皮肤。腹壁前动脉是胸内动脉的延续，从肋弓和剑状软骨交界处出胸腔，在腹直肌外侧面向后，其末端与腹壁后动脉吻合，动脉伴有同名静脉。腹中部的血液供应来自肋间动脉、旋髂深动脉和腹壁前后动脉。旋髂深动脉是髂外动脉的分支，由髋结节下缘分为前支与后支。腹壁后动脉来自髂外动脉的耻前动脉，沿腹直肌外侧缘向前行走，在脐部与腹壁前动脉吻合。腹壁皮下动脉起源于耻前动脉的阴部外动脉分支，沿腹黄膜表面向前行进，并在脐部与胸内、外动静脉汇合。

三、术式

1. 术前准备及麻醉

对于需要进行小肠部分切除术的马匹，术前需要纠正动物的水盐电解质和酸碱平衡紊乱。可采用全身麻醉配合椎旁或腰旁神经传导麻醉进行该手术，动物侧卧保定或站立保定。

2. 术部

选择左肷部进行切口。切口定位在左侧髋结节中部与最后肋骨水平连线中点向下 3～5cm 处，垂直于腰椎作约 15cm 切口（如图 7-3）。

3. 术式

切开皮肤后分离皮下组织，切开或分离腹外斜肌。使用手术刀或手术剪锐性切开腹内斜肌，手术刀柄钝性分离腹横肌以及腹横筋膜，随后可见腹膜外脂肪，将其钝性分离，使腹膜显露（见图 7-4）。

手术剪切开或钝性分离腹膜，显露腹腔内组织，双手进入腹腔探查，从腹腔中找到并牵出病变小肠，使用肠钳夹持病变肠管两端，随后双重结扎预定切除区域内肠系膜血管（见图 7-5）。肠管切除的范围为病变部位两端 5～10cm 处。

随后如图 7-6 所示，沿预定切除线切断病变肠管，然后行肠断端吻合术，肠钳夹持断端肠管，使其对齐，相邻肠管内侧做全层螺旋缝合，外壁做康奈尔缝合，再对浆膜肌层做库兴氏缝合，并向肠腔内注入温热生理盐水检查肠管吻合后的密闭性。肠系膜切口作结节缝合（或螺旋缝合），还纳肠管，结节缝合腹膜、肌肉以及皮肤（见图 7-7）。

术后全身应用抗生素以预防感染，每日常规处理手术切口，8～10 天拆除皮肤缝合线。

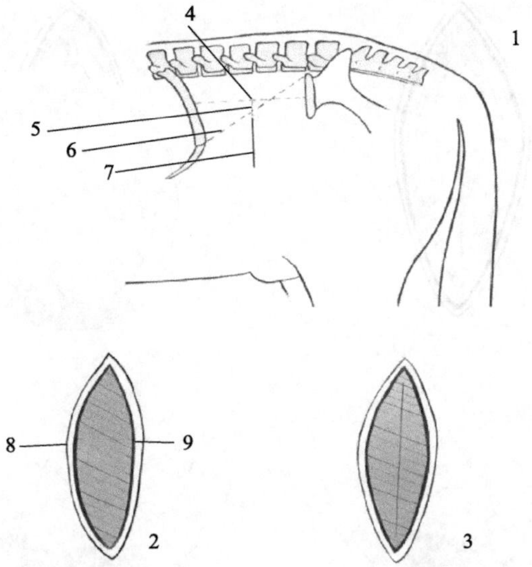

图 7-3　马小肠部分切除术Ⅰ——切口定位

1—切口定位与术部解剖；2—皮肤切开；3—腹外斜肌切开；
4—左侧髋结节与最后肋骨连线中点；5—中点向下 3～5cm；
6—腹内斜肌上缘；7—切口位置（长度 15cm）；8—创巾；9—皮肤

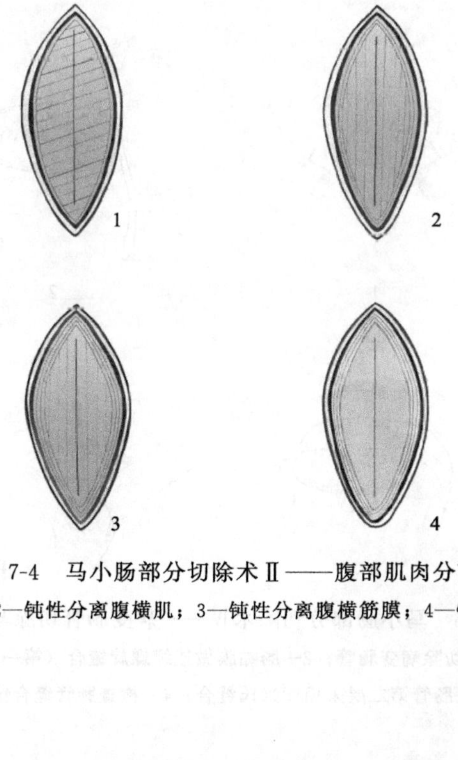

图 7-4　马小肠部分切除术Ⅱ——腹部肌肉分离

1—切开腹内斜肌；2—钝性分离腹横肌；3—钝性分离腹横筋膜；4—钝性分离腹膜外脂肪

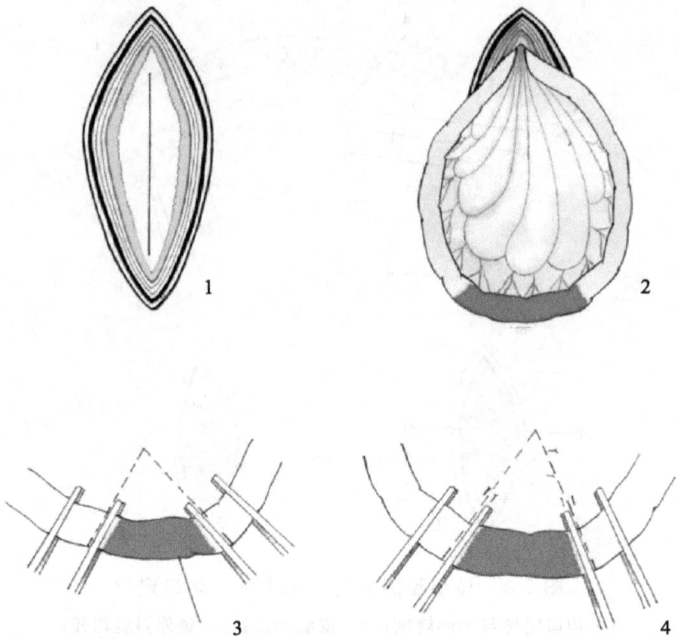

图 7-5　马小肠部分切除术Ⅲ——腹腔探查、坏死肠管切除

1—切开或钝性分离腹膜；2—从腹腔去除病变小肠；3—肠钳夹持肠管；

4—结扎肠系膜上血管（虚线为肠管预定切开线）

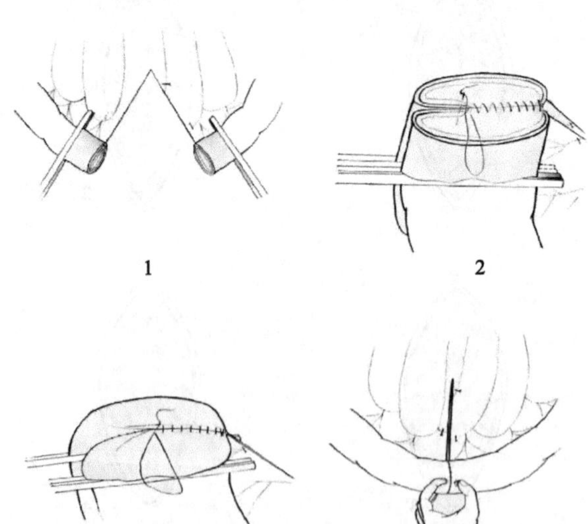

图 7-6　马小肠部分切除术Ⅳ——病变肠管切除与吻合

1—切除病变肠管；2—肠黏膜做连续螺旋缝合（第一层）；

3—肠管第二层采用库兴氏缝合；4—检查肠管缝合情况

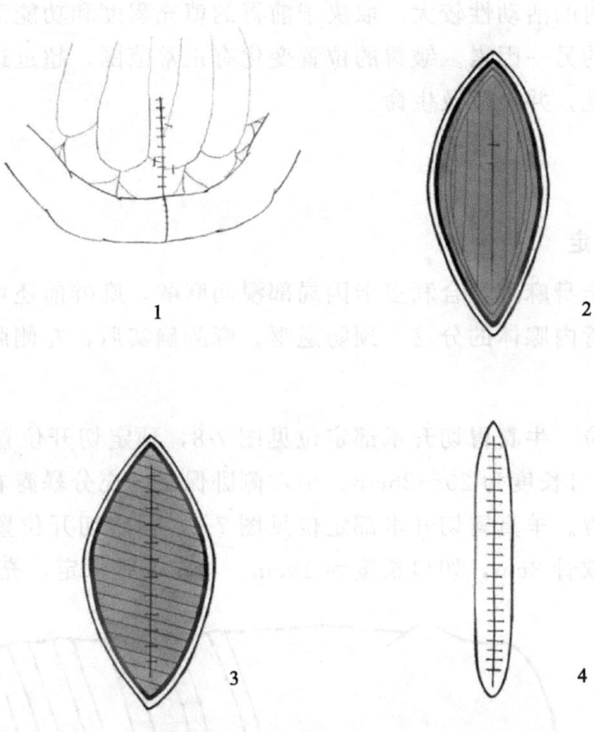

图 7-7　马小肠部分切除术Ⅴ——常规关闭腹腔

1—肠系膜切开作结节缝合；2—将肠管送入腹腔，结节缝合腹膜和腹横肌切口；3—结节缝合腹内外斜肌；4—结节缝合皮肤

第三节　反刍动物真胃切开术

一、适应证

反刍动物真胃切开术适用于皱胃积食、异物取出、肿瘤摘除、皱胃严重溃疡部分切除等。

二、术部解剖

皱胃相当于其他家畜的单胃，也分为胃底、胃体和幽门部。皱胃的腹侧有胃大弯，背侧有胃小弯。它的黏膜内有腺体，包括固有胃腺和幽门腺。在吮乳期皱胃黏膜产生凝乳酶，对于乳的消化是非常重要的。大的黏膜皱襞的存在使黏膜表面积增大。皱襞呈螺旋状，当胃扩张时也不消失。肌层由外纵层和内环层组成。

皱胃在腹腔内的活动性较大，取决于前胃的填充程度和功能活动。年龄和妊娠是影响位置状况的另一因素。皱胃的位置变化有正常范围，超过这个范围后会导致消化系统功能紊乱，并会危及生命。

三、手术治疗

1. 麻醉与保定

盐酸赛拉嗪全身麻醉配合利多卡因局部浸润麻醉，麻醉前还可给予硫酸阿托品抑制唾液腺和气管内腺体的分泌，预防逆呕。麻醉确实后，左侧卧保定。

2. 术式

（1）术部定位　牛真胃切开术部定位见图 7-8，预定切开位置为垂直于最后肋缘 25～30cm，切口长度为 20～25cm。牛左侧卧保定，充分暴露右侧腹部，蓝色区域为扩张后的真胃。羊真胃切开术部定位见图 7-9，预定切开位置为平行于腹白线 5cm 处，距剑状软骨 3cm，切口长度为 10cm。羊左侧卧保定，充分显露右侧腹部。

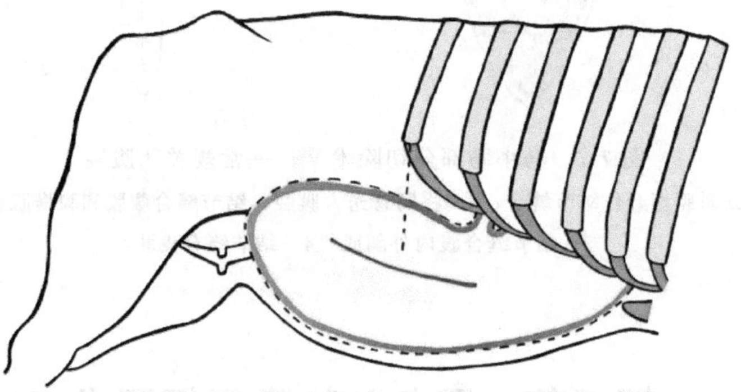

图 7-8　牛真胃切开术切口定位

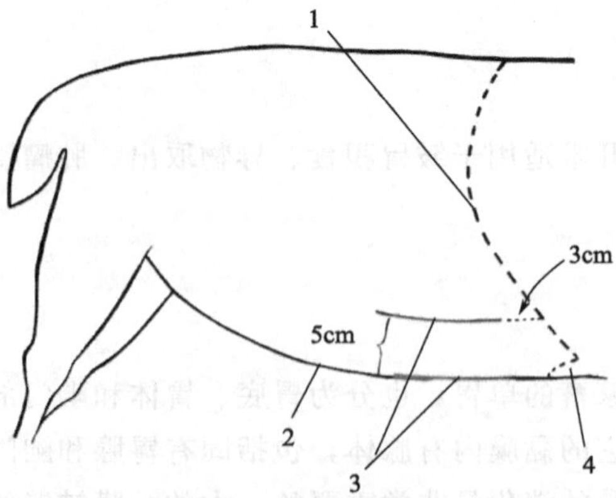

图 7-9　羊真胃切开术切口定位

1—肋骨弓；2—腹白线；3—切口示意；4—剑状软骨

（2）皱胃切开　常规切开皮肤和肌肉组织，充分止血，暴露皱胃。皱胃内容物较少时，可直接经手将皱胃从腹腔内牵出。若皱胃内容物充盈，无法移出腹腔切口，则需用敷有温热生理盐水的纱布填充至皱胃和腹壁切口之间，使用连续缝合将橡胶洞巾缝至皱胃预定切开线周围，随后切开皱胃。

（3）皱胃病变的处置　对于皱胃积食患病动物，首先取出皱胃积聚的食物残渣，并使用温热生理盐水反复冲洗，将皱胃内容物全部排出。对于瓣胃梗塞（原发性或因皱胃积食导致）的治疗，可经切开的皱胃行瓣胃冲洗术。对于皱胃的肿瘤或溃疡，应先排空胃内容物，充分显露病变部位，随后对溃疡或肿瘤区域进行切除。

（4）皱胃缝合　去除隔离垫单纱布，缝合前充分清除坏死组织和血凝块。皱胃缝合时，第一层使用 2-0 可吸收缝合线行全层连续缝合。缝合完成后重新胃壁切口，第二层采取库兴氏缝合，常规闭合腹腔（见图 7-10）。

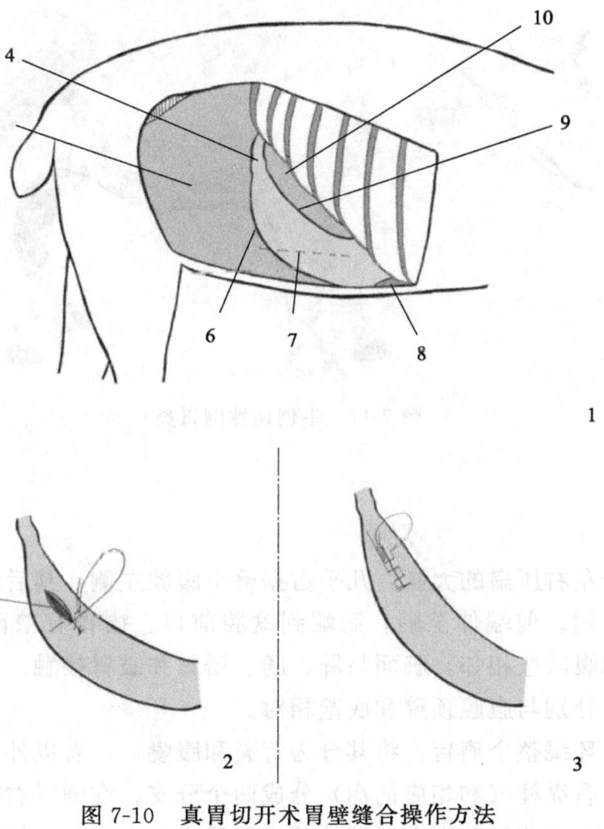

图 7-10　真胃切开术胃壁缝合操作方法

1—真胃切开术术部解剖；2—网胃第一层缝合（全层连续缝合）；3—网胃第二层缝合（库兴氏缝合）；4—幽门；5—大网膜；6—胃大弯；7—腹壁切口；8—剑状软骨；9—胃小弯；10—小网膜

3. 术后护理

术后禁食禁水 24h 以上，广谱抗生素（如头孢菌素、青霉素等）连用 1 周。待动物开始反刍后，应适量提供高质量饲草。同时，应密切观察动物体况，如出现脱水症状，应实施静脉补液以维持体液平衡。

第四节 牛瘤胃切开术

一、适应证

牛瘤胃切开术适用于经保守治疗无效的重度瘤胃积食、创伤性网胃（心包）炎异物取出（图 7-11）、近贲门处胸部食管阻塞、瘤胃酸中毒/饲料中毒冲洗、网胃内结石或异物取出等。

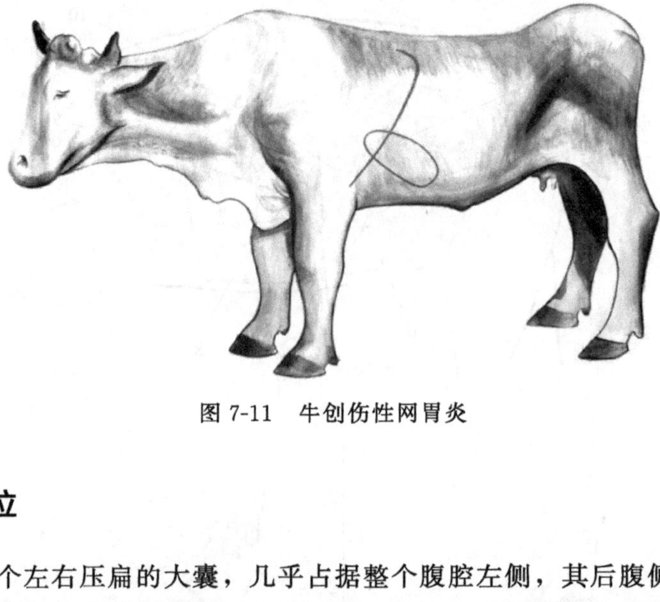

图 7-11 牛创伤性网胃炎

二、解剖定位

瘤胃像一个左右压扁的大囊，几乎占据整个腹腔左侧，其后腹侧部越过正中平线而突入腹腔右侧。前端伸至膈，后端到盆腔前口。瘤胃有壁面和脏面，壁面与膈、左腹侧壁和腹底壁相邻，脏面与肝、肠、瓣胃和皱胃接触。壁面和脏面在背弯和腹弯处会合，分别与腹腔顶壁和底壁相对。

瘤胃主肉柱环绕整个瘤胃，将其分为背囊和腹囊，二者以外表面明显的左纵沟和右纵沟为界。右纵柱（和相应的沟）分成两个分支，在瘤胃右壁围成的区域称瘤胃岛。左、右纵沟在前后分别通过深的前沟和后沟连在一起。较小的冠状柱围成两个后盲囊，冠状柱在瘤胃外表面对应处为可见的沟。

背囊最前部形成瘤胃前囊，又称瘤胃前庭，有与网胃相通的宽大通道（食物由此从瘤胃进入网胃，也可返回瘤胃），在反刍中起重要作用。瘤胃与网胃以瘤网褶为界，与瘤网褶相对处的胃壁外表面也有相应的沟。瘤胃腹囊向前伸展形成瘤胃隐窝。瘤胃的无腺部黏膜的浅层为复层扁平上皮，并形成瘤胃黏膜的特征性结构——乳头。

三、手术治疗

1. 术前准备、麻醉与保定

对于瘤胃臌气严重的病例，需投胃管或经瘤胃穿刺放气以缓解臌气症状。同时，在麻醉和手术前应纠正动物的水、电解质平衡紊乱及代谢性酸中毒。麻醉方式采用全身镇静（盐酸赛拉嗪）配合局部浸润麻醉/腰旁神经传导麻醉。麻醉后动物通常采取站立保定。

2. 术部

左肷部中切口是进行瘤胃积食手术、网胃探查及冲洗、右侧腹腔探查的主要手术入路。左肷部前切口则适用于对于体型较大动物的网胃探查、瓣胃阻塞和皱胃积食的手术入路。而左肷部后切口则作为处理瘤胃积食并同时进行右侧腹腔探查的重要手术路径。

3. 术式

（1）组织切开与瘤胃固定隔离　如图 7-12 所示，切口定位为左侧髋结节与最后肋间水平连线的中点，垂直于腰椎横突下 6～8cm，切口长度为 20～25cm。使用手术刀切开腹壁皮肤、皮下组织、肌肉和腹膜，随后将瘤胃壁浆肌层与皮肤创缘进行连续缝合，缝合应环绕皮肤创口 1 周，针距约 1.5～2cm，确保瘤胃壁浆肌层与皮肤创缘紧密贴合。为防止瘤胃内容物流入腹腔，使用橡胶布与瘤胃壁进行 1 周浆肌层连续缝合，形成一个有效的隔离区。切开瘤胃壁，术者用手伸入瘤胃内探查，取出瘤胃内容物（见图 7-13）。瘤胃切开后，可对瘤胃、网胃、瓣胃及皱胃和贲门等部位进行详细探查，并针对不同病症实施相应的治疗与处置。若出现瘤胃积食，需取出部分胃内容物；对于泡沫性瘤胃臌气，在去除部分内容物后，应使用温热生理盐水冲洗胃腔，以清除发酵产物。针对饲料中毒病例，则需大量温热生理盐水冲洗以加速毒素排出。

（2）胃壁缝合与创口闭合　缝合前，应使用温热生理盐水彻底冲洗瘤胃壁上的胃内容物及血凝块，并拆除固定胃壁所用缝合线，随后对创缘进行修整，保证缝合后对口良好。第一层缝合时，瘤胃壁作全层连续缝合。第一层缝合结束后，冲洗除去胃壁附着的血凝块及异物。瘤胃第二层缝合时，采用连续伦伯特氏缝合浆膜肌层，随后单纯结节缝合或者全层连续缝合腹膜与腹横肌，并且单纯结节缝合腹内外斜肌；各层逐层缝合，每层缝合完成后使用无菌生理盐水冲洗创腔内血凝块，保证创腔清洁。最后，皮肤切口行单纯结节缝合（见图 7-14）。

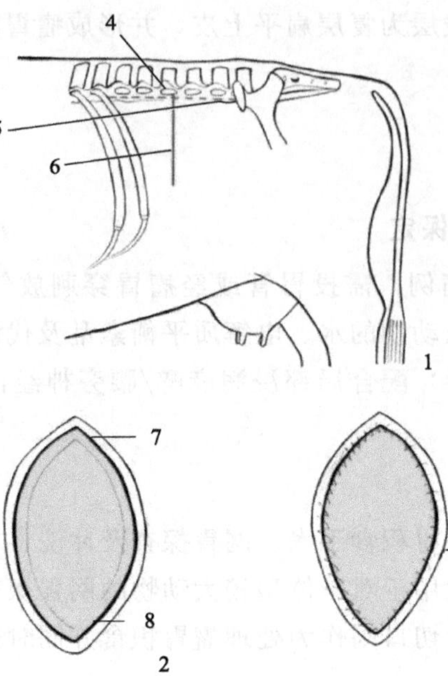

图 7-12　牛瘤胃切开术Ⅰ

1—切口定位；2—分层切开腹壁，显露术部；3—瘤胃壁固定，浆膜肌层与皮肤创缘作连续缝合；4—左侧髋结节与最后肋骨水平连线中点；5—腰椎横突下 6～8cm；6—切口位置（20～25cm）；7—皮肤；8—肌肉层；9—创巾

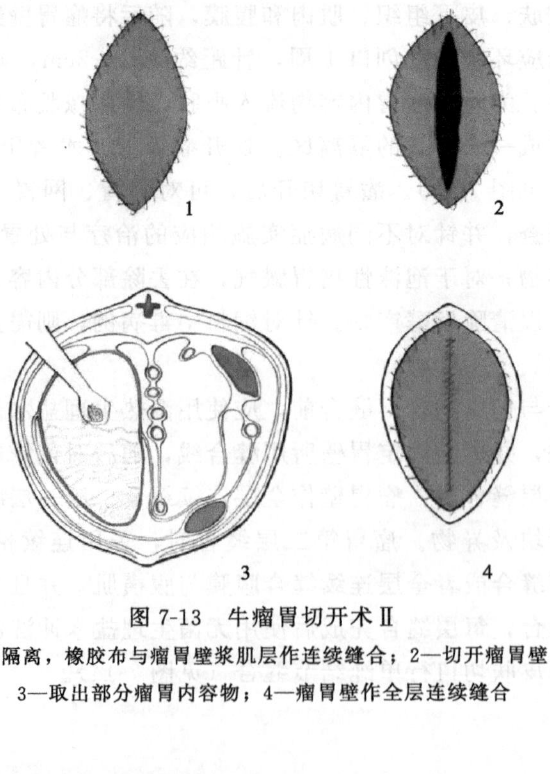

图 7-13　牛瘤胃切开术Ⅱ

1—隔离，橡胶布与瘤胃壁浆肌层作连续缝合；2—切开瘤胃壁；3—取出部分瘤胃内容物；4—瘤胃壁作全层连续缝合

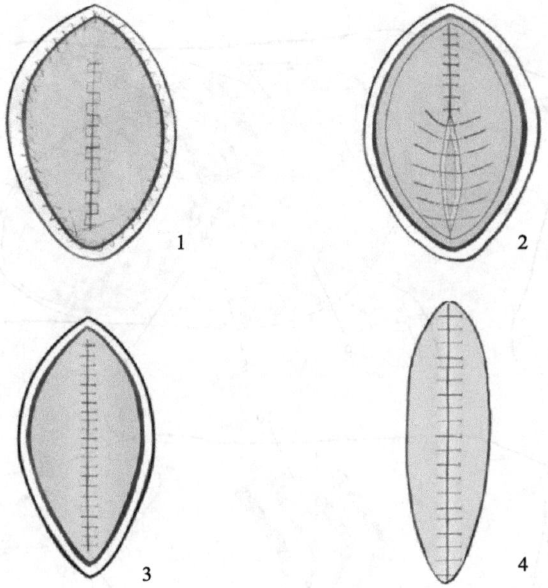

图 7-14　牛瘤胃切开术Ⅲ

1—瘤胃壁第二层缝合采用库兴氏缝合；2—腹膜与腹横肌作结节缝合和螺旋缝合；3—腹内、外斜肌作结节缝合；4—皮肤切口作结节缝合

4. 术后护理

术后护理基本活力措施同反刍动物真胃切开术。此外，应密切关注原发病的控制情况及手术并发症的发生，并根据具体临床实际情况采取相应的治疗措施。

第五节　牛胆囊切开术

一、适应证

牛胆囊切开术主要用于治疗胆囊相关疾病，如胆结石和胆囊炎等。在某些情况下，可通过该手术人工培植牛黄，即在牛的胆囊内留置特定的药物，刺激胆囊内牛黄的生成。

二、解剖定位

胆囊手术部定位见图 7-15，切口位于倒数第 2 和第 3 肋间，水平线为肩端和髋关节连线中点（见图 7-15）。也可通过图 7-15（下）虚线做皮肤切口。

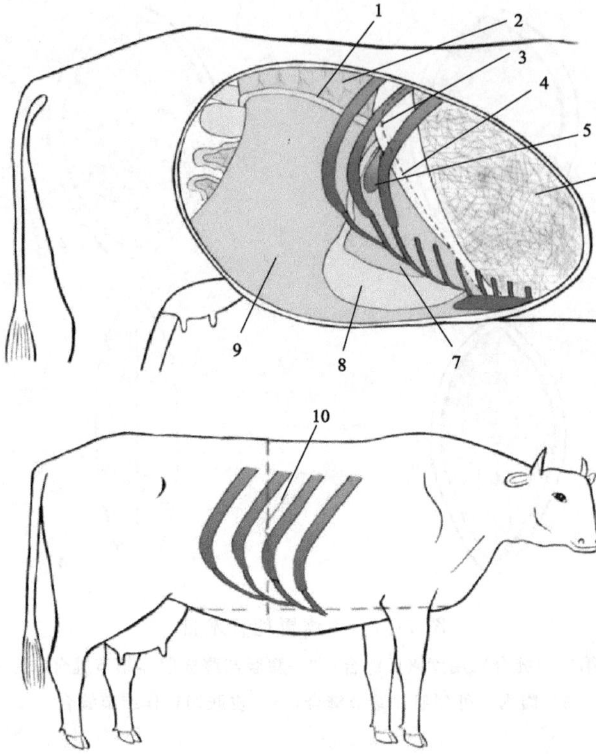

图 7-15　牛胆囊切开术术部定位

1—十二指肠；2—十二指肠系膜；3—膈的肋骨部分；4—肝；5—胆囊；6—肺；
7—小网膜；8—皱胃；9—大网膜；10—切口定位

三、术式

使用碘伏消毒预定切开线周围皮肤组织，75%酒精脱碘，使用手术刀按预定切开线紧张切开皮肤，手术刀/手术剪逐层分离胸部皮肌、背阔肌腱膜，结扎血管并止血（见图 7-16）。图 7-16（上）显示皮肤切开暴露皮肌；图 7-16（下）显示背阔肌腱膜。

切开皮肤，分离胸腹皮肌和背阔肌腱膜后，显露肋间外肌，使用镊子和手术剪小心切开肋间外肌，遇到血管时先结扎后切断，随后显露肋间内肌。肋间外肌采用同样方法切开，最终使得腹膜显露（见图 7-17）。图 7-17（上）显示暴露肋间外肌；图 7-17（下）显示肋间内肌。

切开腹膜和膈，术者由胸腔进入腹腔，入手探查腹腔，探查时手臂沿肝脏后缘探查胆囊（见图 7-18）。图 7-18（上）显示暴露腹膜；图 7-18（下）显示手臂伸入腹腔探查胆囊；牛胆囊较为发达，形状为长约 10～15cm 的梨状囊，位于肝脏中叶的脏面。

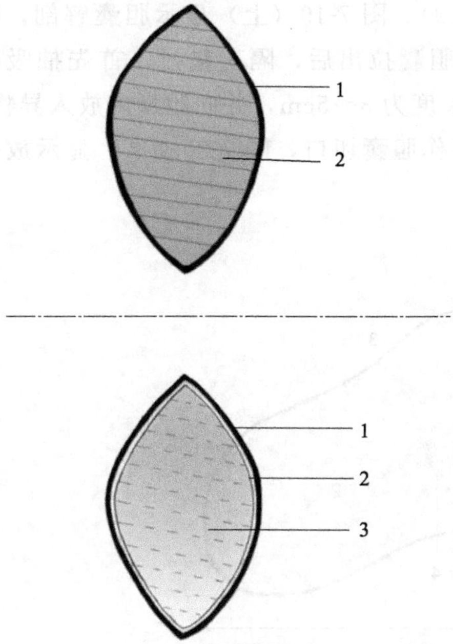

图 7-16　牛胆囊手术Ⅰ

1—皮肤；2—胸腹皮肌；3—背阔肌腱膜

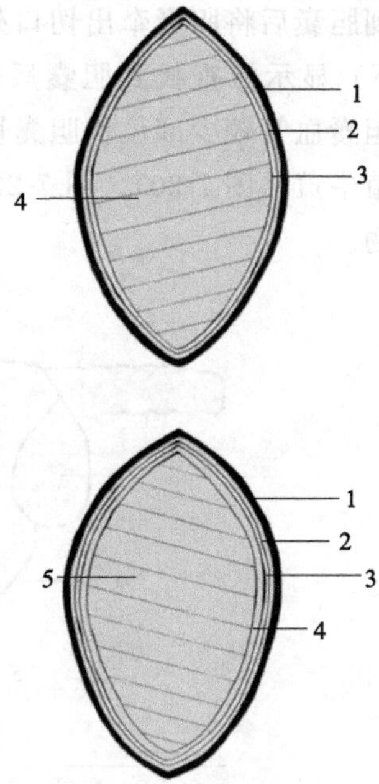

图 7-17　牛胆囊手术Ⅱ

1—皮肤；2—胸腹皮肌；3—背阔肌腱膜；4—肋间外肌；5—肋间内肌

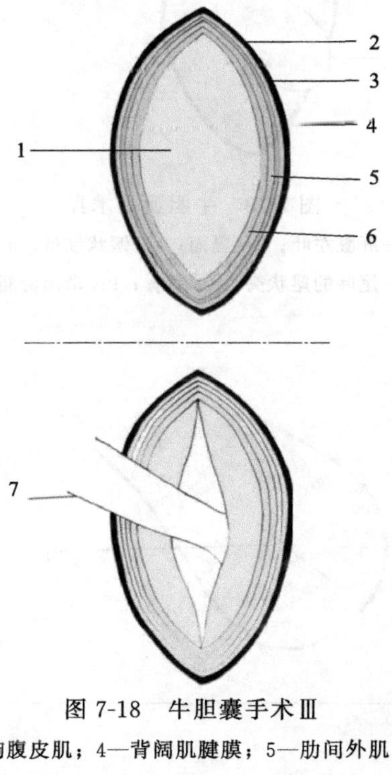

图 7-18　牛胆囊手术Ⅲ

1—腹膜；2—皮肤；3—胸腹皮肌；4—背阔肌腱膜；5—肋间外肌；6—肋间内肌；7—手臂

找到胆囊后将胆囊牵出切口外（见图 7-19）。图 7-19（上）显示胆囊解剖，图 7-19（下）显示探查找到胆囊后牵出体外。胆囊拉出后，隔离垫衬，首先抽吸胆汁，在胆囊血管较少部位作胆囊切口，切口长度为 3～5cm，并向胆囊内放入异物，以便培植牛黄（图 7-20）。图 7-20（上）显示作胆囊切口，图 7-20（下）显示放入胆囊异物。

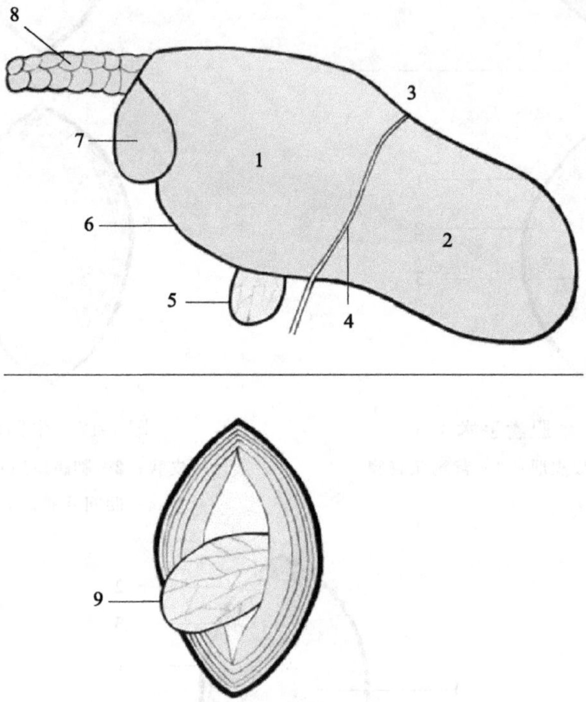

图 7-19　牛胆囊手术Ⅳ

1—肝脏右叶；2—肝脏左叶；3—膈面；4—镰状韧带；5—胆囊；6—锐缘；7—尾叶的尾状突；8—右肾；9—牵出的胆囊

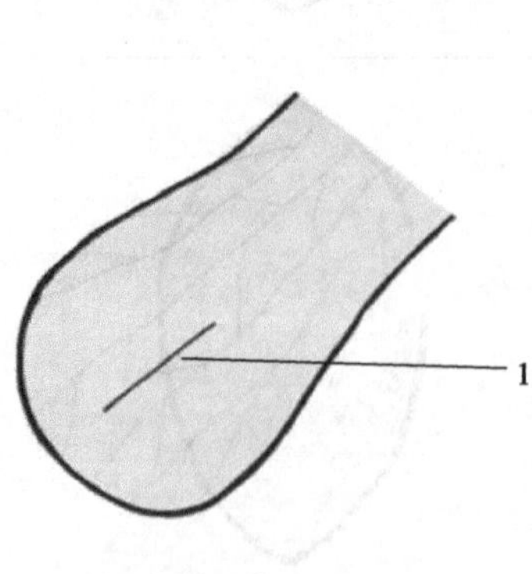

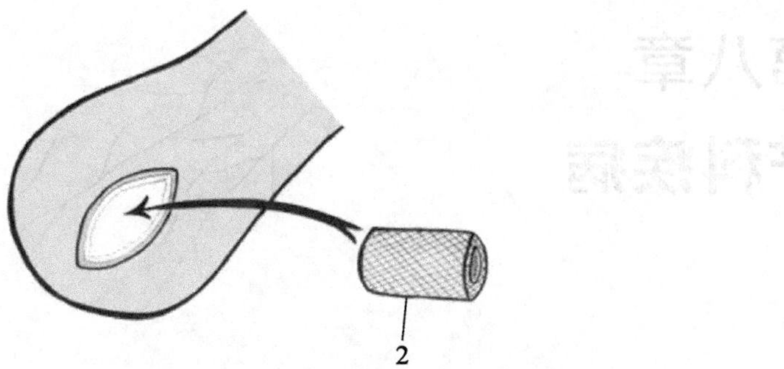

图 7-20　牛胆囊手术Ⅴ

1—胆囊切口；2—异物

胆囊壁作全层/黏膜层连续缝合，也可在浆膜肌层作库兴氏缝合。随后将胆囊还纳回腹腔（见图 7-21）。腹膜、各层肌肉、皮肤作单纯结节缝合（见图 7-22）。

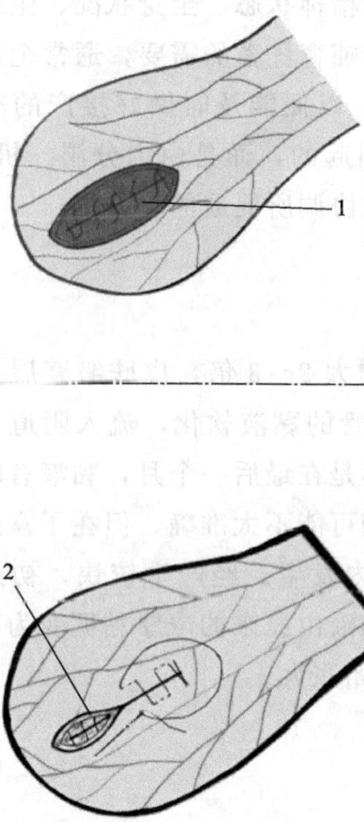

图 7-21　牛胆囊手术Ⅵ

1—全层缝合胆囊切口；2—库兴氏缝合浆膜肌层，随后将胆囊送回腹腔

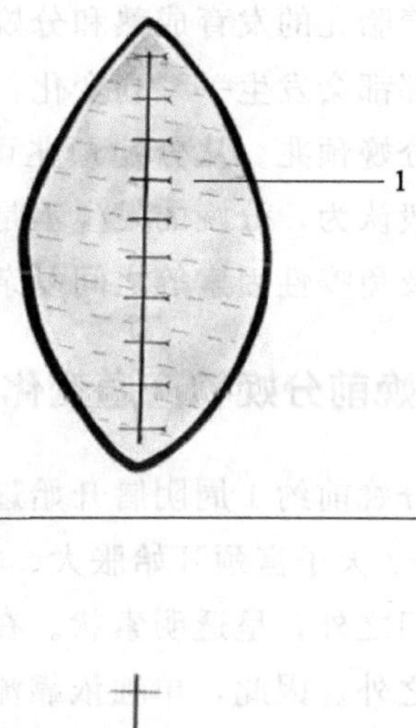

图 7-22　牛胆囊手术Ⅶ

1—腹膜和各层肌肉作一次结节缝合；2—皮肤作结节缝合

第八章 产科疾病

第一节 分娩前产道变化

随着胎儿的发育成熟和分娩期的临近，母畜的精神状态、全身状况、生殖器官及骨盆部都会发生一系列变化，以适应排出胎儿和哺育仔畜的需要，通常把这些变化称为分娩预兆。从分娩预兆可以预测分娩时间，以便能及时做好接产的准备工作。一般认为，分娩的发生不是由某一特殊因素引起的，而是由内分泌、机械性、神经性及免疫性因素等之间复杂的相互作用、彼此协调所促成的。

一、分娩前分娩软产道变化

牛分娩前约1周阴唇开始逐渐柔软、肿胀，增大2～3倍，皮肤皱襞展平。分娩前1～2天子宫颈开始胀大、松软。封闭子宫颈管的黏液软化，流入阴道，有时吊在阴门之外，呈透明索状。在妊娠后半期，尤其是在最后一个月，黏液有时可流出阴门之外。因此，单独依靠流出黏液来预测分娩可能不太准确，但在子宫颈开始扩张以后，即已进入开口期，分娩必然在数小时内发生。经产牛较快，初产牛较慢。马和驴阴道壁明显松软和变短，黏膜潮红，黏液由原来的浓厚黏稠变为稀薄滑润，但无黏液外流现象。阴唇在产前10余小时开始胀大。

二、分娩前骨盆韧带变化

骨盆韧带在临近分娩时变得松软。在荐坐韧带软化的同时，荐髂韧带也变软，荐骨后端的活动性因而增大。牛荐坐韧带后缘原为软骨样，外形清楚，触诊感硬。至妊娠末期，因为骨盆血管的血流量增多，静脉淤血，毛细血管壁扩张，血浆渗出管壁，浸润周围组织。骨盆韧带从分娩前1～2周即开始软化，至产前12～36h荐坐韧带后缘变得非常松软，外形消失，荐骨两旁塌陷，在此只能摸到一堆松软的组织。但这些变化在初产牛并不明显。马和驴荐坐韧带后缘也变柔软，但因臀肌肥厚，尾根活动性不明显。妊娠检查（见图 8-1），怀单胎的母牛/马两侧子宫角不对称，孕角大于空角，有胎胞；角间沟变平。术者手插入直肠并触诊胎儿的直肠壁和子宫壁来检测母牛/马的怀孕、发情和假发情等。

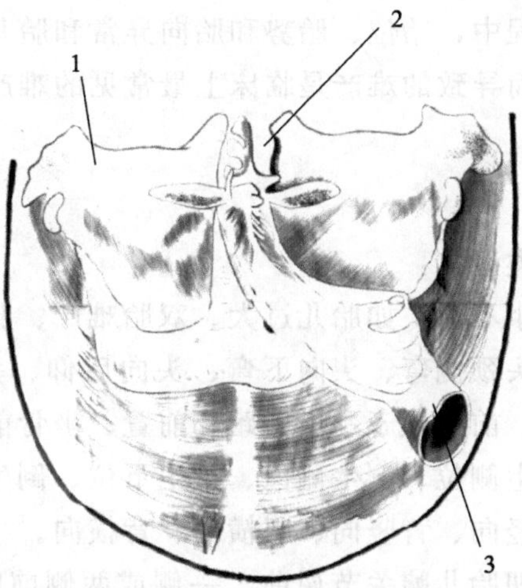

图 8-1　分娩前产道左侧子宫角触诊检查

1—骨盆；2—产道；3—左侧子宫角

第二节　难产

一、概述

分娩时，超过正常分娩所需要的时间而胎儿还未能排出，称为难产（也称异常分娩）。难产的诊断和治疗在兽医产科临床上占有很重要的地位。产力、产道和胎儿是决定分娩是否顺利的重要因素，如果一个或一个以上的因素异常而使分娩进展受到阻碍，就会造成难产。

二、难产的原因

1. 产道因素

产道相对狭窄，或发生捻转，或软硬产道发育异常或损伤，发生骨折或变形，以及畸形、肿瘤等，均可导致胎儿不能顺利产出，造成产道性难产。

2. 产力异常

阵缩或努责过弱，使母体没有能力将胎儿顺利产出，而造成产力性难产。阵缩过强时，若其他产出条件不具备，有时可使子宫破裂，胎儿掉入腹腔（胎水流入腹腔）。

3. 胎儿异常

包括胎儿在分娩过程中，胎位、胎势和胎向异常和胎儿发育异常，而造成胎儿性难产。由于胎儿异常而导致的难产是临床上最常见的难产类型。

三、胎儿性难产

胎儿性难产常见的类型有：

（1）胎儿与骨盆大小不适　如胎儿过大、双胎难产、胎儿畸形。

（2）胎势异常　如头颈侧弯、头向下弯、头向后仰、头颈捻转、腕关节屈曲、肩部前置、肘关节屈曲、前腿置于颈上、跗部前置、坐骨前置。

（3）胎位异常　正生侧位、倒生侧位、正生下位、倒生下位。

（4）胎向异常　腹竖向、背竖向、腹横向、背横向。

（5）腕关节屈曲　即胎儿腕关节屈曲。一侧或两侧前肢均可发生腕关节屈曲，胎儿进入产道，当单侧前置腕关节屈曲，并卡到骨盆腔入口时，会表现为该前肢腕关节屈曲，腕关节下部向内向下回收于骨盆腔内，造成难产（见图 8-2）。

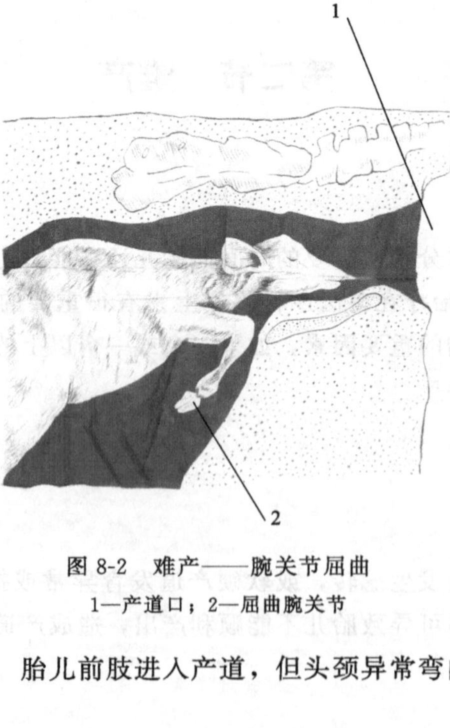

图 8-2　难产——腕关节屈曲
1—产道口；2—屈曲腕关节

（6）胎儿头颈侧弯　胎儿前肢进入产道，但头颈异常弯曲，头部侧弯时胎头可偏向任何一侧，这是牛、羊等反刍动物较为常见的一类难产，如果在第二产程的早期发生胎儿头部侧弯，则较易用手矫正（见图 8-3）。

（7）背横向　即横背位。横位胎儿在母牛骨盆入口前缘，胎儿横在子宫内，其背部或腹部对着骨盆口。治疗时需顺着母羊子宫阵缩和努责，将胎儿缓慢地送回母牛子宫内。背部对着骨盆口时，前躯离骨盆口近，调整为正位（见图 8-4）。

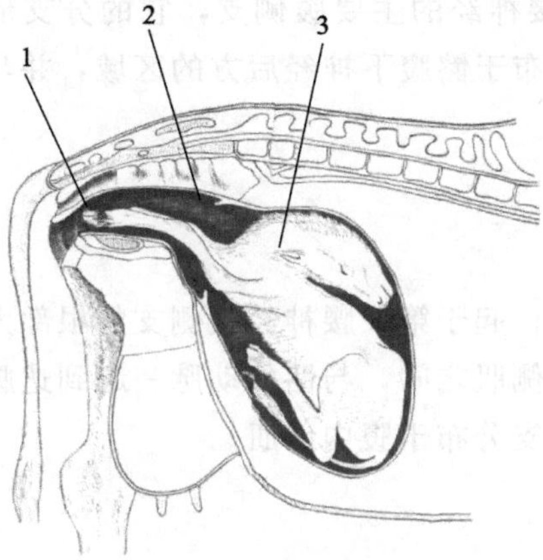

图 8-3　难产——头颈侧弯

1—蹄前伸；2—产道；3—颈部向后弯曲

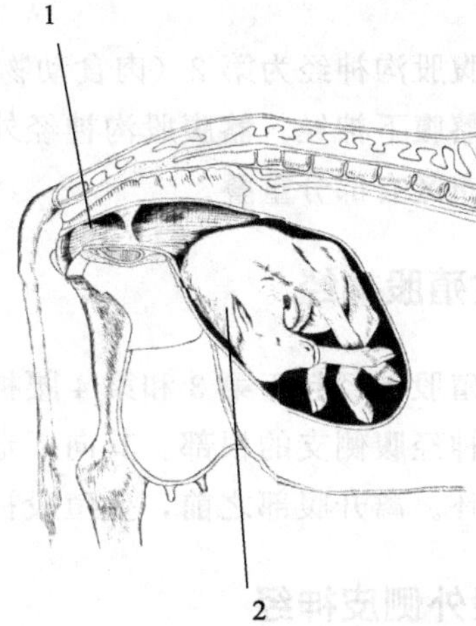

图 8-4　难产——横背位

1—产道口；2—胎儿头向下弯曲

第三节　乳腺局部神经解剖特点

一、解剖特点

牛乳腺区域受腰神经丛支配，腰神经的对数与腰椎数相一致，反刍动物有 6 对。腰神经与其他脊神经一样，当它们穿过椎间孔后，立即分为背侧支和腹侧支。每个背侧支均分为内侧支和外侧支，内侧支分布于脊柱背侧的肌肉；外侧支呈树枝状分布于腰部和臀部皮肤。在临床上，腰神经的腹侧支非常重要，在腹部和盆腔手术时常对这些神经做局部麻醉。可通过触诊腰椎横突末端来确定这些神经的位置，在腹横肌和腹内斜肌之间注射药物麻醉神经。

二、髂腹下神经

髂腹下神经为第 1 腰神经的主要腹侧支，它延伸到第 1、第 2 腰椎横突末端之间的腹膜后区。在腰椎横突的腹侧，髂腹下神经分为外侧支和内侧支。内侧支伸延至腹股沟区。外侧支在腹壁肌之间延伸并分布于这些肌肉，同时向皮肤分出两个分支：外侧皮支分布于肋骨后方的一窄带皮肤；内侧皮支分布于腹壁肌肉内侧、腹股沟乳腺皮肤和大腿内侧皮肤，并与髂腹股沟神经相连接。

三、髂腹股沟神经

髂腹股沟神经为第 2（肉食动物为第 3）腰神经的主要腹侧支，它的分支形式类似于髂腹下神经。髂腹股沟神经外侧皮支分布于髂腹下神经后方的区域，并与后者的分布区有部分重叠。

四、生殖股神经

生殖股神经起于第 3 和第 4 腰神经腹侧支，起于第 3 腰神经腹侧支的根部大于第 4 腰神经腹侧支的根部。其向下走行于腰内侧肌之间，与髂外动脉一起到达腹股沟管内环。离开腹部之前，生殖股神经分出一支分布于腹内斜肌。

五、股外侧皮神经

股外侧皮神经主要由第 4 腰神经腹侧支形成。它分出分支分布于腰内肌，并伴随旋髂深动脉的后支穿过腹壁。股外侧皮神经分布于股远端和膝关节内侧的皮肤。

六、股神经

股神经是一个非常大的神经，在其近侧部分出分支分布于腰内肌。股神经沿着髂腰肌和腰大肌向后行，并且分出分支形成隐神经进入股管。股神经分布于股四头肌的全部 4 个头。股神经损伤会导致股四头肌瘫痪，妨碍膝关节的固定而使后肢无法支撑体重。

七、隐神经

隐神经分出肌支分布于缝匠肌、耻骨肌和股薄肌。该神经于股动脉前方穿过股管。

八、乳腺区域神经特点

图 8-5 为牛乳房腹壁神经分布图，即腹部的最后肋间神经、髂腹下神经、髂腹股沟神经；荐椎的坐骨神经中部分神经汇合至腹部乳房区域。

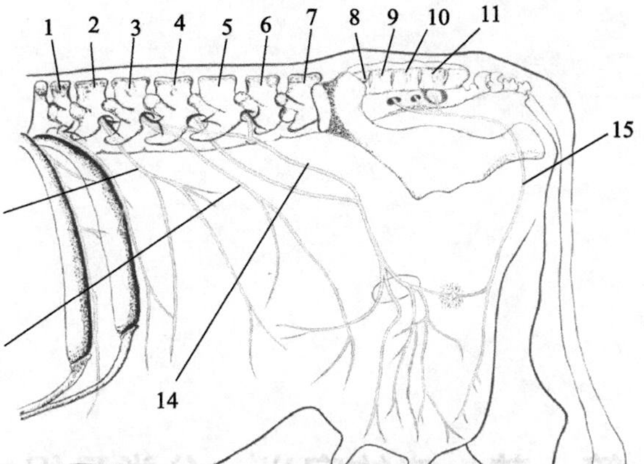

图 8-5　牛乳房腹壁神经分布

1—T13；2—L1；3—L2；4—L3；5—L4；6—L5；7—L6；8—S1；9—S2；10—S3；11—S4；12—最后肋间神经；13—髂腹下神经；14—髂腹股沟神经；15—坐骨神经；T—胸椎；L—腰椎；S—荐椎

第九章

疝

第一节　疝的定义、分类及组成

一、定义

疝（赫尼亚，hernia）是腹部的内脏从自然孔道或病理性破裂孔脱至皮下或其他解剖腔的一种常见病。

二、分类

根据是否向体表突出，可将疝分为外疝和内疝。根据疝发生的解剖部位，可将疝分为脐疝、腹股沟阴囊疝、腹壁疝、会阴疝等。根据疝内容物活动性的不同，可将疝分为可复性疝和不可复性疝。

三、组成

疝通常由疝孔、疝囊、疝内容物组成（见图 9-1）。

1. 疝孔

指异常扩大的一些解剖孔和病理性的破裂孔，腹腔内的器官就是经这些孔而脱出皮下或其他解剖腔的。

2. 疝囊

疝囊由腹壁及腹壁的筋膜、皮肤等构成，腹壁疝的最外层常为皮肤。形态：它是突出于疝轮的一个囊袋，多呈半球形、扁平形或卵圆形。大小：取决于发生疝部位的局部解剖结构及脱出内容物的多少，一般小的如鸡蛋大，大的像篮球大或更大。

3. 疝内容物

腹腔内脏器官和组织通过疝孔脱至疝囊内，称为疝内容物，常见有小肠系膜、网膜、瘤胃、真胃、子宫等，但很少见到膀胱和子宫（因它们在盆腔）。完整的疝囊内都有一定量的疝液（腹腔内的液体），疝液的变化是由疝内容物的变化决定的。

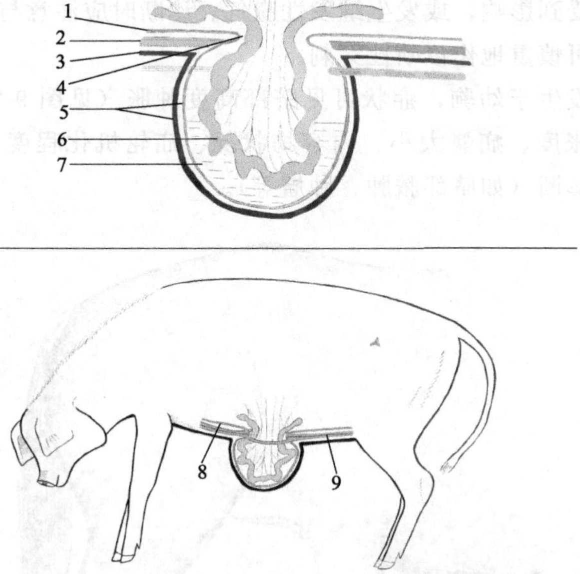

图 9-1　疝的组成及猪的脐疝

1—腹膜；2—肌肉；3—皮肤；4—疝轮；5—疝囊；6—疝内容物；7—疝液；8—腹膜；9—腹直肌

第二节　脐疝

一、概述

脐疝是指腹腔内容物由脐部薄弱区突出的腹外疝。各种动物均有发生，奶牛的脐疝比其他疝发病率高，特别是犊牛，以先天性为主。

二、病因

不正确的接产、脐带过短，也有先天性脐疝（腹壁脐孔未能完全闭锁）。

三、症状

脐部呈现局限性球形肿胀，质地柔软，也有的紧张，但缺乏红、痛、热等炎性反应。病初多数能在挤压疝囊或改变体位时疝内容物还纳到腹腔，并可摸到疝轮。

听诊可听到肠蠕动音。

猪的脐疝如果疝囊膨大（见图 9-1），可由于皮肤被磨破而伤及粘连的肠管，形成肠瘘。如果发生箝闭性疝，则突然出现高度的疝痛，局部肿胀增大、变硬、紧张，排粪、排尿受到影响，或发生继发性臌气。诊断时应注意与脐部脓肿和肿瘤等相区别，必要时可慎重地作诊断性穿刺。

马的脐疝多发生于幼驹，症状可见脐部高度肿胀（见图 9-2），进一步确诊需触诊检查疝囊紧张度、疝囊大小、内容物状况、疝轮机化程度、是否有嵌闭性疝等，并进行鉴别诊断（如脐部脓肿、肿瘤等）。

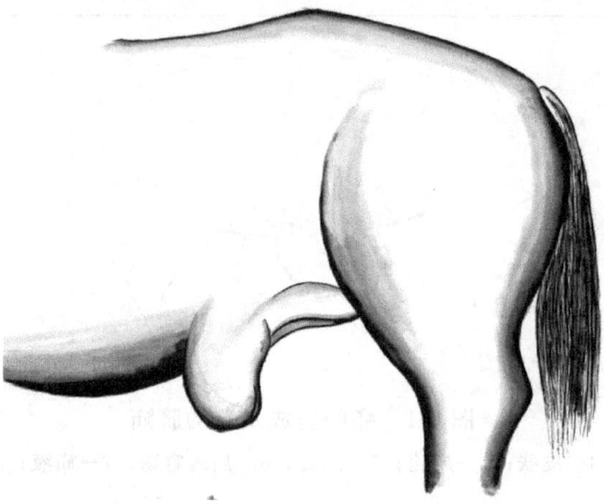

图 9-2　马脐疝（赫尼亚）模式图

第三节　腹股沟疝

一、概述

腹股沟疝是指腹腔肠管、网膜经腹股沟区的腹壁破裂孔或腹股沟管内环脱至腹股沟区皮下而形成的疝。若腹腔内肠管、网膜经腹股沟区腹壁的破裂孔道或腹股沟管内环脱至阴囊内，称为阴囊疝（scrotal hernia）。

二、分类

腹股沟疝有先天性和后天性两类。

1. 先天性腹股沟疝

公畜比母畜更易发生先天性腹股沟疝，可能是因睾丸推迟下降而使腹股沟延迟变狭之故。

2. 后天性腹股沟疝

发生后天性腹股沟疝时可能因性激素改变结缔组织的力量和特性，使腹股沟环变弱或变大，造成疝环较大、腹压增高造成肠管脱出引起腹股沟阴囊疝。

三、病理特点

腹股沟管（腹股沟隙）是斜贯于腹壁后部、耻前腱两侧的一条潜在管道，即睾丸下降时，睾丸和精索经过的斜行间隙通道。管内有精索、鞘膜管和睾内提肌。管的前壁是腹内斜肌的后部，后外侧是腹股沟韧带。腹股沟管有内外两口，管内口称腹股沟深环或腹环，也称内环，为介于腹内斜肌后缘和腹股沟韧带之间的缝隙；管外口称腹股沟浅环或皮下环（也称外环、“外鼠蹊环”），为腹外斜肌髂板与腹板之间的一椭圆形裂孔（图 9-3）。

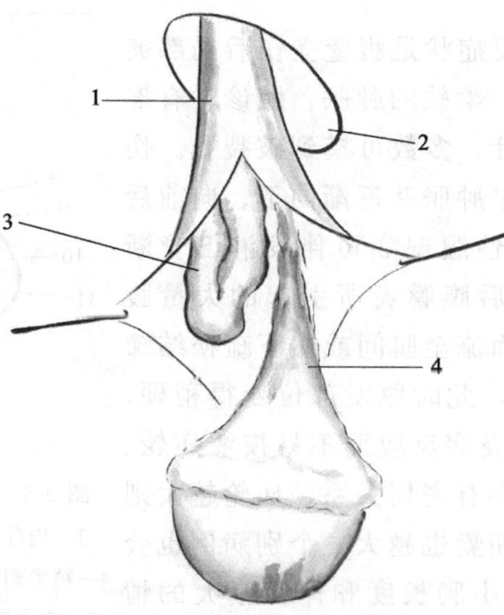

图 9-3　腹股沟疝模式图

1—总鞘膜；2—外鼠蹊环；3—肠管；4—精索

第四节　外伤性腹壁疝

一、概述

外伤性腹壁疝（traumatic ventral hernia）可发生于各种动物。由于腹肌或腱膜受到钝性暴力的作用而形成腹壁疝的较为多见。腹壁疝多发部位是牛、马、骡的膝褶前方下腹壁。肷部由腹外斜肌、腹内斜肌和腹横肌构成，肌纤维很少，对于外伤的抵抗能力较弱，易形成腹壁疝。牛常见的是发生在左侧腹壁的瘤胃疝和右侧剑状软骨部的真胃疝。

二、病因

本病主要由强大的钝性暴力所引起。相较于皮下肌肉来说，皮肤的韧性和弹性较大，在发生损伤时，肌肉发生破裂，而皮肤仍保持完整，但皮下的腹肌或腱膜直至腹膜易被钝性暴力造成损伤而破裂。

三、症状

外伤性腹壁疝的主要症状是腹壁受伤后局部突然出现一个局限性扁平、柔软的肿胀，触诊时有疼痛、温热感。常为可复性，多数可摸到破裂孔。伤后可形成越来越大的扁平肿胀并逐渐向下、向前后蔓延（见图 9-4）。外伤性腹壁疝可伴发淋巴管断裂，淋巴液流出。受伤后腹膜炎所引起的大量腹水，也可经破裂的腹膜而流至肌间或皮下疏松结缔组织中而形成腹下水肿，此时原发部位变得稍硬。发病两周内常因大面积炎症反应而不易摸清疝轮。疝囊的大小与疝轮的大小有密切关系，疝轮越大则脱出的内容物也越多，疝囊也越大。个别病例也会出现疝轮小，但脱出的小肠长度和体积很大的情况，此情况多因腹内压过大所致。

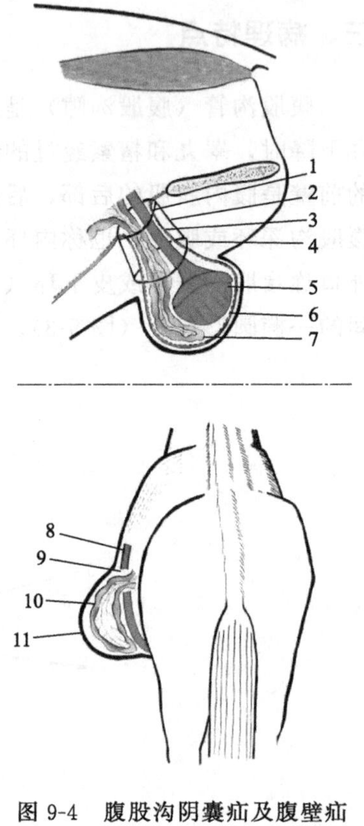

图 9-4　腹股沟阴囊疝及腹壁疝

1—内环；2—腹股沟管；3—外环；4—精索鞘膜管；5—睾丸；6—总鞘膜；7—疝内容物（肠管）；8—腹壁肌肉；9—疝轮；10—小肠；11—疝囊

四、治疗

修复手术与脐疝基本相同，但闭合疝孔一般需采用减张缝合法，如水平褥式或垂直褥式缝合。陈旧性疝孔大多瘢痕化，肥厚而光滑，缝合后往往愈合困难，应削剪成新鲜创面再行缝合。术后适当控制动物食量，防止便秘和减少活动等，均有利于提高手术的成功率。

第十章 跛行诊断

第一节 马的支柱

一、支柱概述

相比于肉食动物来说，马的四肢既要能够支撑体内贮存的大量不易消化的食物，又要适应长途奔徙。以马为例，被动负重机制使其能长时间负重而不至肌肉疲劳。蹄行性草食动物的四肢更长，这使得其步幅更大。跟腱系于关节附近骨骼使得这种作用进一步加强。马的二头肌和三头肌止腱均位于肘关节附近的骨骼上。这使得力臂极短：一个始于旋转轴中心，经肱骨踝止于桡骨粗隆；另一个止于鹰嘴突。相反，工作臂则长得多，包括肢远端全部。由于肌肉收缩时其长度大约仅能减少 30%，上述解剖学结构极大地放大了肢远端的杠杆作用，使相应部分移动得更远更快。肌腹排布于四肢近端，使四肢的前伸变得相对容易。肢远端相对较轻，迈步摆腿阶段加速更快。肌肉内、关节上和骨骼中强大的力量使四肢收缩和步态的放大得以完成。前后肢支柱阶段身体重心和负重处于一个相对稳定状态，通过重力垂线可判断前后肢是否发生前踏或后踏。前肢连线为肩关节 1/3 处至前蹄蹄踵部，后肢连线为坐骨结节至后蹄蹄踵部（见图 10-1）。图 10-1 中实线为骨骼连接线、虚线为肌肉韧带连接线。

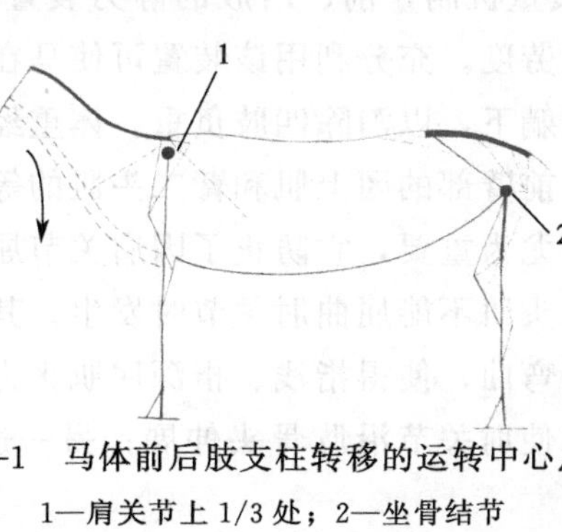

图 10-1 马体前后肢支柱转移的运转中心点图

1—肩关节上 1/3 处；2—坐骨结节

二、马的“弓弦”结构

马的四肢会形成“弓弦”结构，“弓”由胸、腰段脊柱及关节、韧带和肌肉共同组成，可伸曲。“弦”便是腹部肌肉，特别是从胸廓一直延伸到盆部的腹直肌。弓经前面的胸骨和后面的盆骨与弦间接相接。腹肌收缩，弓体弯曲；中轴肌收缩，弓体拉直。脊柱承载的内脏重量倾向于拉直弓体，腹壁承载的内脏重量倾向于屈曲弓体。此外，前肢的伸肌和后肢的缩肌辅助弓体的屈曲，与其相对的肌肉作用则相反。其他肌肉的主动收缩是躯干结构内在弹性的有效补充。这在马尤为明显，马背不因骑乘而下陷，反而由于“弦”张力的加大而向背侧弯曲。弓弦结构的最后收尾部位在最后腰椎与荐骨交接处（即百会穴）。

三、前肢支柱

前肢的主要功能是支撑体重，这表现在肩带部骨骼的退化，仅肩胛骨以及某些动物高度退化的锁骨得以保留。肩胛骨经肌肉连接在弓弦结构的前端与躯干相连，并与肌肉和腱共同组成悬吊结构支撑躯干。腹侧锯肌在两肩胛骨间形成摇篮状的支架，允许胸部在两肩胛之间升降，即使动物躯干向一边倾斜，前肢仍能保持直立状态。胸腹侧锯肌的腱组织丰富，可承受相当的重量，却不需要太耗力。这种解剖结构允许前肢在站立和行走时能承受较大的力。

动物即使站立不动时，也需要精确调节两侧关节上的肌肉以维持平衡。对于大动物，这会在肌肉内产生很大的应力。为抵抗这种应力，大动物肌肉中纤维成分明显增加。关节的运动同时受筋膜、韧带排布方式和关节面结构的限制。这些结构限定了大动物关节的曲、伸幅度，但肩关节和髋关节除外。某些关节（如肘关节）其侧副韧带斜插入关节内，这使得关节移动前必须克服由此产生的阻力。该结构可防止因关节负重下降而造成的关节弯曲。

马进化出了腱-韧带负重机制，前、后肢的静力装置使马支撑体重的肌肉负重最小，从而降低了肌肉疲劳度。充分利用该装置可使马在长时间站立的同时得到休息。但真正睡眠时马也需躺下，以消除四肢负重。体重经腹侧锯肌止腱作用于肩关节，使肩关节趋向弯曲。前臂部的冈上肌和臂二头肌的等长收缩阻止了肩关节的弯曲。臂二头肌的等长收缩尤为重要，它防止了因肩关节屈曲而引发的肌肉内张力的增加。这种情况只在臂二头肌不能屈曲肘关节时发生。其原因有两个：动物呈正常站立体位时，球节向背侧弯曲，使得指浅、指深屈肌张力增加，从而增强了肌肉内非弹性成分的被动张力，使肘关节沿肱骨头伸展；另一造成肩/肘关节制动的原因是臂三头肌的等长收缩。

由于桡骨和炮骨（掌骨）长轴几乎处于同一直线，腕部承重很小。起于臂二头肌起始腱的非弹性带——腱膜可防止腕关节前屈。该腱膜在肘关节附近移行于肌腹内，然后与臂二头肌分开并与前臂筋膜和腕桡侧伸肌融合。该腱膜止于砲骨，起稳定腕关节的作用。臂二头肌的张力通过该腱膜向下传递，协助腕部伸展。腕掌侧韧带、副腕骨韧带和翼状韧带（指浅、指深屈肌腱副韧带）可防止腕部过度伸展。如果掌指关节过度伸展超过了“中间”位置，就会导致双侧翼状韧带长期处于拉伸状态。

马前肢肌肉、腱及韧带着力点连线，起点为肩胛骨下 1/3 处，垂直向下做垂线，终点为蹄踵部后缘。通过图 10-2 可见前肢伸肌（如指总伸肌腱、腕桡侧伸肌、臂二头肌）和屈肌（如指深屈肌腱、指浅屈肌腱、悬韧带、腕上韧带等）的着力连线，为理解后肢屈伸奠定基础。

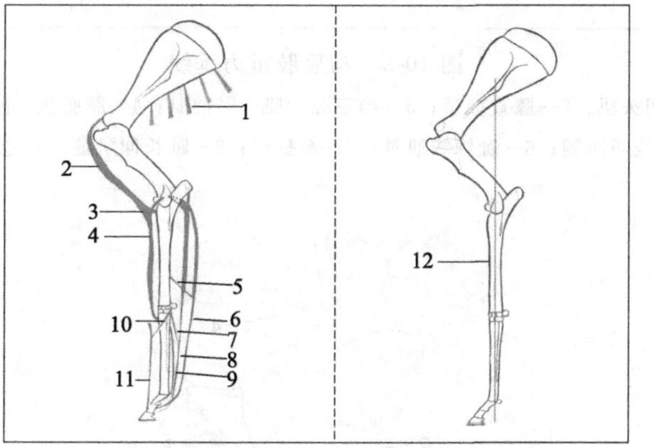

图 10-2　马前肢重力垂线及腱韧带装置

1—锯肌腱膜；2—臂二头肌；3—臂二头肌腱；4—腕桡侧伸肌；5—腕上韧带；6—指浅屈肌腱；7—腕下韧带；8—指深屈肌腱；9—系韧带；10—腕筋膜索；11—指总伸肌腱；12—重力垂线

四、后肢支柱

马后肢肌肉、腱及韧带着力点连线图，即髋关节至后蹄中心位置。本图可见腱韧带伸屈肌肉伸肌部分（1、2、3、8）和屈肌部分（4、5、6、7）。

马后肢肌肉、腱及韧带着力点连线图见图 10-3、图 10-4，通过这些图可见后肢伸肌（如趾长伸肌、第三腓骨肌、股四头肌）和屈肌（如趾深屈肌腱、腓肠肌、半腱肌、半膜肌等）的着力连线，为理解后肢屈伸奠定基础。

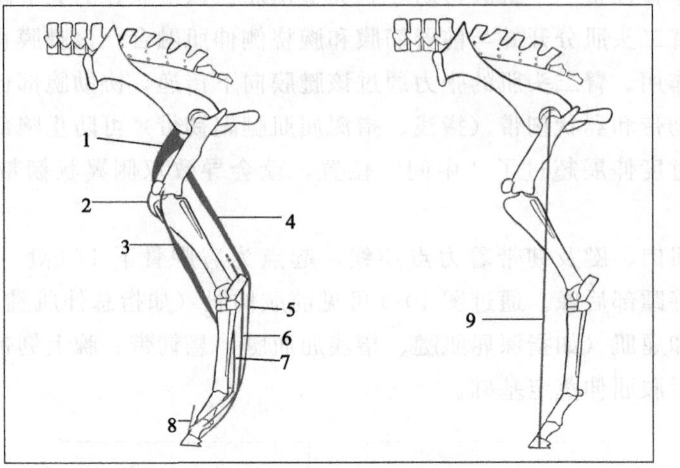

图 10-3　马后肢重力垂线

1—股四头肌；2—膝直韧带；3—第三胫骨肌、胫前肌；4—腓肠肌、趾浅屈肌；5—趾浅屈肌腱；6—趾深屈肌腱；7—系韧带；8—趾长伸肌腱；9—重力垂线

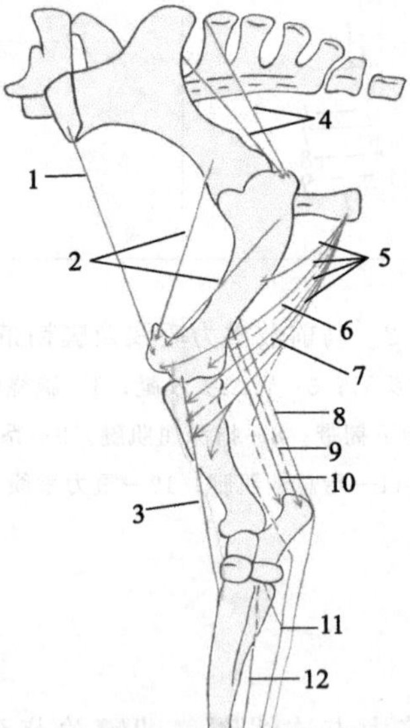

图 10-4　马后肢主力肌线图

1—阔筋膜张肌；2—股四头肌；3—第三胫骨肌；4—臀肌；5—股二头肌；6—半膜肌；7—半腱肌；8—趾浅屈肌；9—腓肠肌；10—跟腱；11—趾深屈肌；12—悬韧带；13—趾长伸肌

第二节　马的肢势

一、肢势概述

马在平地自然立正站立时，四肢所表现的形态称为肢势。肢势是在生长发育过程中形成的。因受体型、体质、生长条件及自然环境等诸多因素的影响，马可形成不同的肢势，分为正肢势与不正肢势。但在实践中，马的正肢势较少见，普遍存在的是不符合正肢势标准的肢势，称为不正肢势或普通肢势，也称为衰弱的正常肢势，如前踏和后踏肢势、内向和外向肢势、广踏和狭踏肢势等。检查判断马的肢势时，将马牵到平坦地，距离马匹3～4m远，从前面、侧面进行全面观察并判断。

二、正肢势

也称标准肢势，马站立时四肢与地面垂直且相互平行，体重落在四蹄，且较均匀地分布在全蹄。正肢势的判定标准如下。

1. 前肢

前望，两肢垂直，由肩端引一垂线（肩端标准垂线），通过腕、掌、球节和蹄尖壁中央，将肢蹄内外等分；侧望，由桡骨外侧韧带结节（肩胛下1/3）引一垂线（桡骨外结节标准垂线），将前臂、腕、掌、球节前后等分，并微触蹄球而落地（图10-5）。

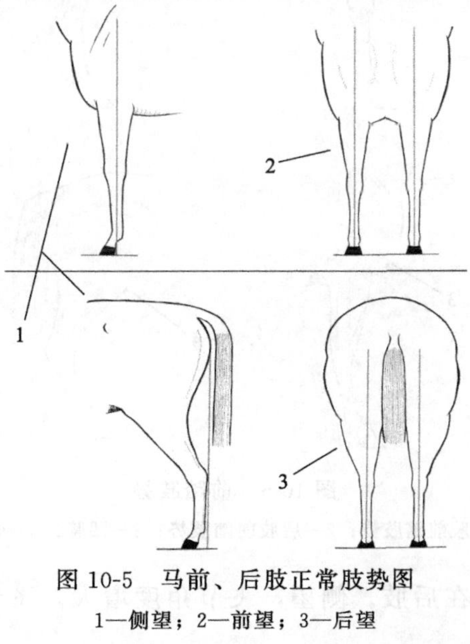

图10-5　马前、后肢正常肢势图

1—侧望；2—前望；3—后望

2. 后肢

侧望，由臀端（坐骨结节）引一垂线（臀端标准垂线），微触飞节，沿跖部后方下行落于球节的稍后方；后望，两肢垂直，由将端标准垂线将飞节以下肢蹄蹄踵尖内外等分（图 9-5）。

三、不正肢势

1. 前踏肢势

侧望，前肢自肘关节以下向前伸，蹄踏于桡骨外结节标准垂线的前方；后肢自跗关节或跗关节以下向前伸，蹄踏于臀端标准垂线的前方（见图 10-6）。此种肢势后肢较多见，常形成低蹄，因体重偏压于蹄的后部，趾部屈肌腱易疲劳，前肢返回涩滞，易发生追突。临床中有时可见到凹膝和曲飞节两种现象，这也属于前踏肢势。

（1）凹膝　发生在前肢。侧望，腕关节（前膝）过度伸展，腕关节以下部分向前凹弯，蹄踏于桡骨外结节标准垂线前方。前肢“前踏”重力垂线落脚点为前肢蹄踵后 1～2 蹄，前肢腕关节向后“凹陷”（图 10-6）。

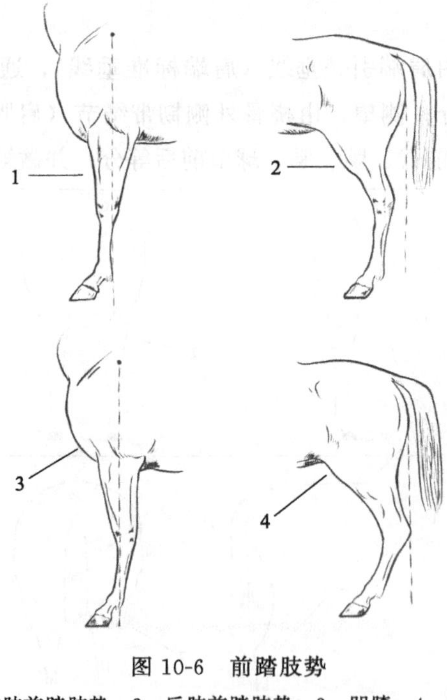

图 10-6　前踏肢势

1—前肢前踏肢势；2—后肢前踏肢势；3—凹膝；4—曲飞节

（2）曲飞节　发生在后肢。侧望，飞节角度增大，飞节以下前踏，后肢“前踏”时跗关节向前远离重力垂线，后肢跗关节向后屈曲，后蹄向前伸展（见图 9-6）。这种肢势多为先天发生，又称刀状肢势，易引起追突及趾部屈肌腱的疲劳，在运动中后肢的推动力较弱。

（3）装蹄不正——狭踏肢势　运步时，蹄在空中划弓背朝外的弧线前进，严重的后肢狭踏，运步时易发生交突，有时还发生捻转。内弧肢势，前肢的两前膝（后肢两飞节）远离，左右两肢合抱呈 O 状（见图 10-7）。

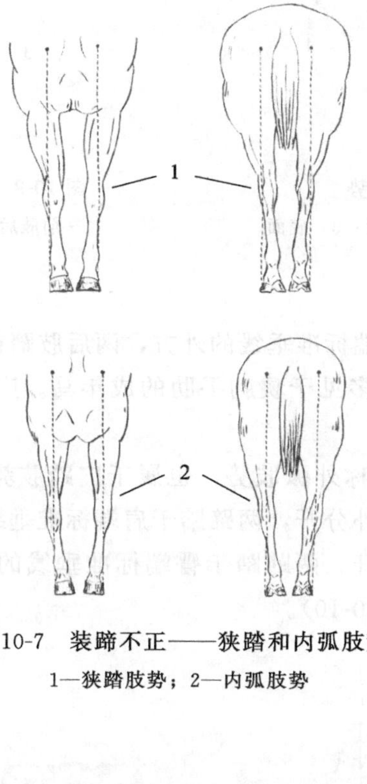

图 10-7　装蹄不正——狭踏和内弧肢势

1—狭踏肢势；2—内弧肢势

2. 后踏肢势

与前踏肢势相反。侧望，肢的下部向后，蹄踏于标准垂线的后方（图 10-7）。前肢后踏肢势，马的肩部向后倾斜；后肢后踏肢势，尻呈水平状。这种肢势系部较直立，常形成高蹄，由于体重偏压于蹄的前半部，运动时受底面的反冲力较大，易引起肢蹄关节损伤。有时马匹在运动中会发生前肢向前栽倒现象，即失前蹄。

（1）弯膝　发生前蹄节以下后踏（图 10-8）。这种肢势有先天形成的，也有因后天使役过度或肌腱病等造成的。

（2）装蹄不正——后踏肢势　后踏肢势，前肢后踏，侧望前肢自肘关节以下向后，后肢后踏，踏着于臀端下垂线的后方。弯膝，发生在前肢，侧望前膝突出于垂线，前膝前弓（见图 10-9）。

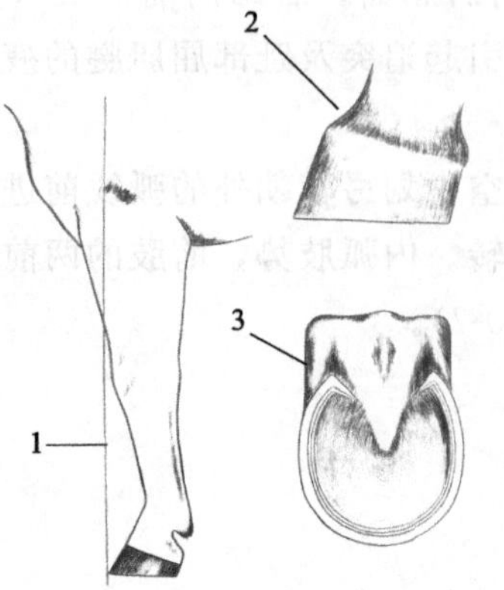

图 10-8　后踏肢势

1—重力垂线；2—高蹄侧面；3—底面

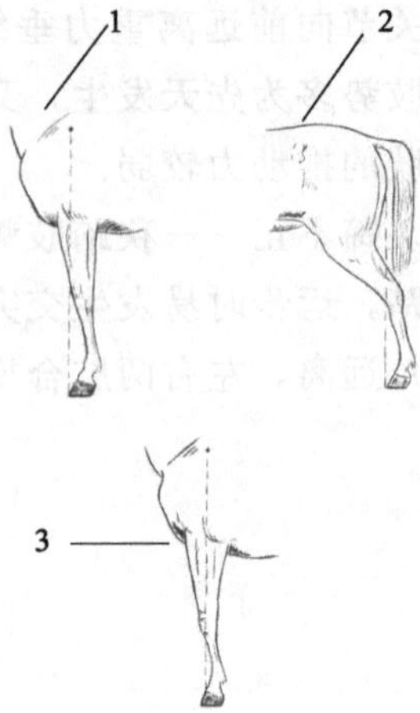

图 10-9　装蹄不正——后踏肢势

1—前肢后踏；2—后肢后踏；3—弯膝

3. 广踏肢势

前望，两前肢踏在肩端标准垂线的外方，两后肢踏在臀端标准垂线的外方（见图 10-10）。前肢广踏肢势多见于狭胸平肋的成年马。广踏肢势因体重偏压于蹄的内侧，多形成内狭蹄。

（1）“X”状肢势　又称外弧肢势，也属于广踏肢势的一种。前望，两前肢腕关节靠近，腕关节以下向外分开，两蹄踏于肩端标准垂线的外方；后望，两后肢飞节靠近，飞节以下向外分开，两蹄踏于臀端标准垂线的外方，因看似呈“X”状，故称“X”状肢势（见图 10-10）。

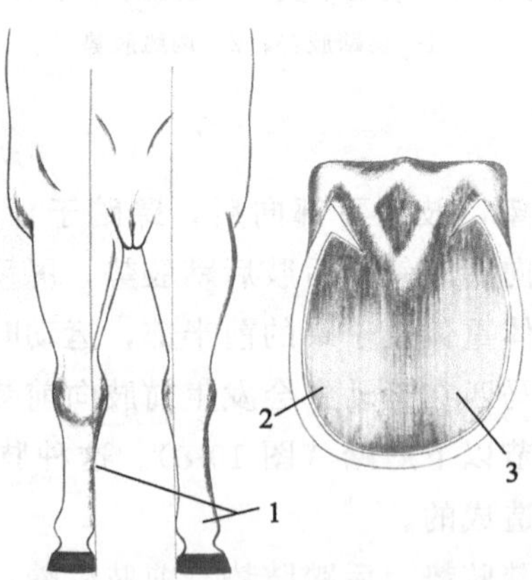

图 10-10　广踏肢势

1—广踏肢势；2—内窄；3—外宽

（2）装蹄不正——广踏肢势　广踏肢势，左右肢踏着在肩端（臀端）下垂线的外方，因此体重偏压在蹄的内侧（图 10-11）。外弧肢势，前肢两前膝靠近，前膝以下及以上分开，前望两前肢呈 X 状，后肢则左右飞节靠近，飞节以上及以下分开，后望两后肢呈 X 状。

4. 狭踏肢势

与广踏肢势相反。前望，两前肢下部互相靠近，两蹄踏于肩端标准垂线的内方；后望，两后肢下部互相靠近，两后蹄踏于臀端标准垂线的内方（见图 10-12）。一般后肢狭踏肢势多见于体型较大的马。前肢“狭踏”时，前肢重力垂线落脚点位于两蹄外侧，即两前蹄向内站立。狭踏肢势因体重偏压于蹄的外侧，多形成外狭蹄，马运动时易发生交突。

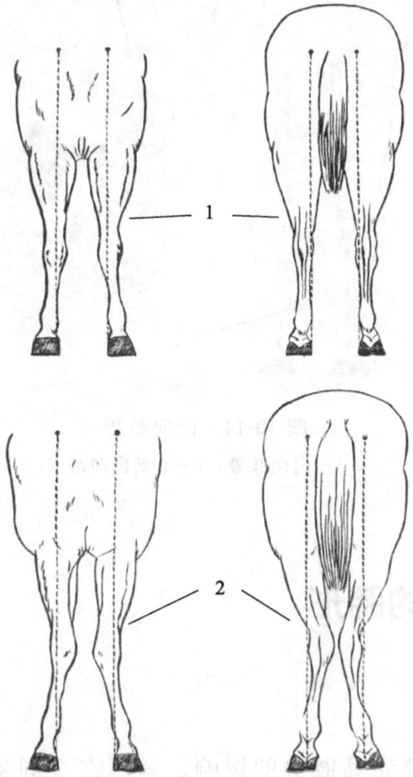

图 10-11　装蹄不正——广踏肢势和外弧肢势

1—广踏肢势；2—内弧肢势

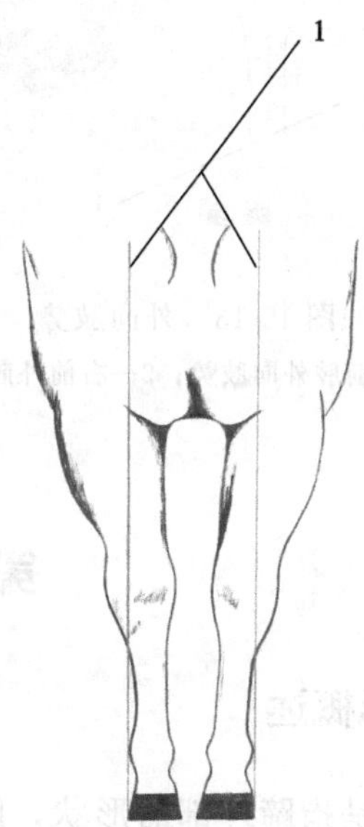

图 10-12　狭踏肢势

1—重力垂线

5. 外向肢势

前望，前肢从腕关节以下，后望，后肢从跗关节以下，左右肢蹄转向外方（见图 10-13）。这种肢势较为多见。因体重偏压于蹄的内侧蹄踵，易引起内侧蹄踵狭窄、举踵、裂蹄等。前肢“外向肢势”时，除了前肢重力垂线落脚点位于两蹄内侧外，两前蹄向外扭转站立，前蹄从底部观察可见蹄底出现“内窄外宽”。

6. 内向肢势

与外向肢势相反。前望，前肢腕关节以下，后望，后肢跗关节以下，有的从球节以下，左右肢蹄转向内方（见图 10-14）。因体重偏压于蹄的外侧蹄踵，易引起外侧蹄踵狭窄、举踵、裂蹄等。前肢“内向肢势”时，除了前肢重力垂线落脚点位于两蹄外侧外，两前蹄向内扭转站立，前蹄从底部观察可见蹄底出现“内宽外窄”。

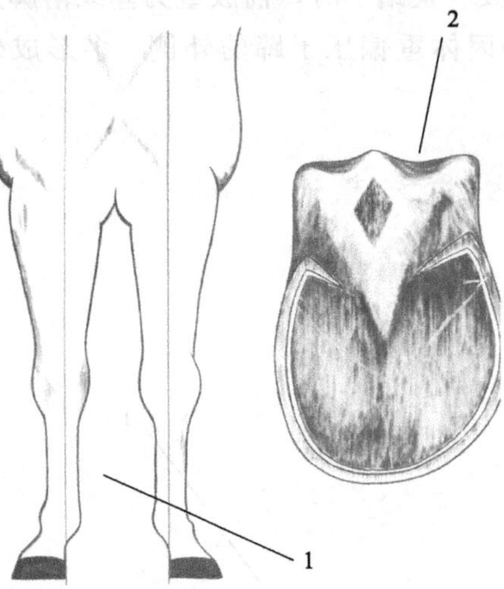

图 10-13　外向肢势

1—前肢外向肢势；2—右前外向蹄

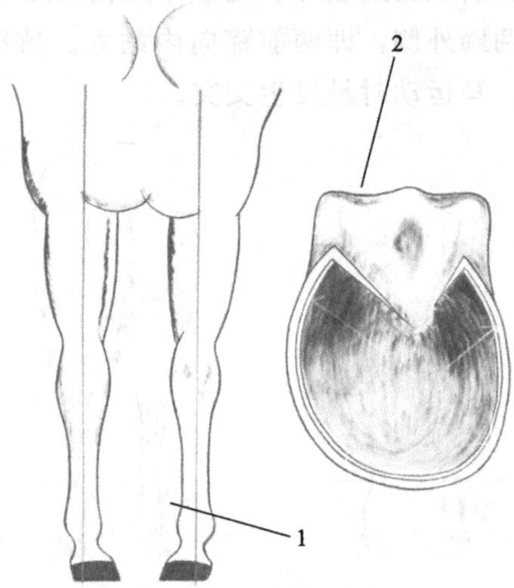

图 10-14　内向肢势

1—内向肢势；2—右前内向蹄

第三节　马的蹄形

一、蹄形概述

蹄形是指蹄外部的形状，蹄形的形成主要受马肢势的影响。马匹在 2 周岁以前，因体重较轻，蹄部承受的压力较小，蹄的形状受肢势的影响也较小。2 周岁以后，体重增加，蹄部受体重的压力较大，蹄的形状受到肢势的影响逐渐变大而相应地发生变化，从而形成不同的蹄形。与肢势一样，蹄形也分为正蹄形与不正蹄形。在实践中，马的正蹄形比较少，普遍存在的是不符合正蹄形标准的蹄形，称为不正蹄形或普通蹄形，如内向蹄与外向蹄、广蹄与狭蹄、低蹄与高蹄等。检查判断蹄形的方法与检查判断肢势的方法相同。

二、正蹄形

正蹄形也称标准蹄形，由正肢势（标准肢势）形成。由于马匹前、后肢负担的体重不同（前肢约 57%，后肢约 43%），其前、后蹄的形状也不相同（见图 10-15）。正蹄形的判定标准如下。

1. 前蹄

蹄冠和蹄球内外侧基本一致，蹄球的大小相同；蹄尖壁的倾斜度为 45°～50°；蹄尖壁与蹄踵壁的长度比约为 4∶2；蹄负面的形状约呈钝卵圆形，横径最宽部在蹄底面的中央；蹄底穹隆度较小，蹄叉稍长而细，蹄叉中沟与侧沟稍宽而浅。

2. 后蹄

蹄冠、蹄球与前蹄相同；蹄尖壁的倾斜度为 50°～55°；蹄尖壁与蹄踵壁的长度比约为 5∶3；蹄负面的形状约呈尖卵圆形，横径最宽部在蹄底面前 2/3 与后 1/3 的交界处；蹄底穹隆度较大，蹄叉稍短而粗，蹄叉中沟与侧沟稍狭而深。

三、不正蹄形

1. 广蹄

广蹄为正肢势的一种蹄形，多见于体型大或在低湿地区育成的马匹。广蹄的特点是蹄形广大，蹄壁倾斜较缓，角度小，蹄负面近似圆形；蹄叉较大，蹄叉中沟、侧沟及蹄底穹隆度较浅（见图 10-15）。广蹄的角质结构疏松，较脆弱，易发生蹄壁缺损，又因蹄形广大易发生交突。

2. 狭蹄

狭蹄也是正肢势的一种蹄形，多见于体躯较小或在干燥地区育成的马匹。蹄形特点与广蹄相反，其蹄形狭小，蹄壁较直立，角度大，蹄负面近似椭圆形；蹄底穹隆度较深，蹄叉细小，蹄叉中、侧沟较深（见图 10-16）。狭蹄的角质结构致密，较坚硬。

3. 低蹄

低蹄由前踏肢势和卧系肢势形成。其特点是蹄尖壁厚而长，倾斜度缓，角度小，蹄踵壁短而薄；蹄叉较长而大，蹄底穹隆度小（见图 10-17）。低蹄因蹄的纵径较长，体重偏压于蹄的后部，易发生蹄踵狭窄及指（趾）部屈肌腱疲劳，运步时前蹄返回较涩滞。

4. 高蹄

高蹄由后踏肢势和起系肢势形成。其特点与低蹄相反，蹄尖壁短而薄，直立，角度大，蹄踵壁较长；蹄叉较短而细，蹄底穹隆度较大（见图 10-8）。高蹄易发生蹄踵狭窄、举踵及蹄叉腐烂等。熊脚肢势虽是卧系，但其所形成的熊脚蹄属高蹄，称卧系高蹄，蹄的纵径短，蹄底穹隆度较大，两蹄踵似翼状张开，蹄叉较大。

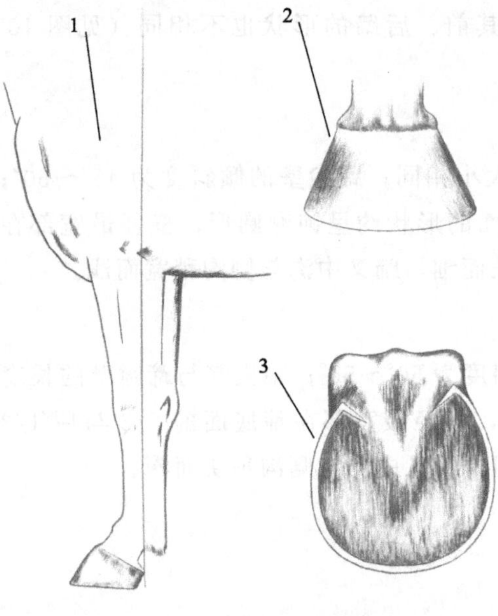

图 10-15　标准肢势及广蹄

1—标准肢势侧望；2—广蹄头侧面；3—广蹄底面

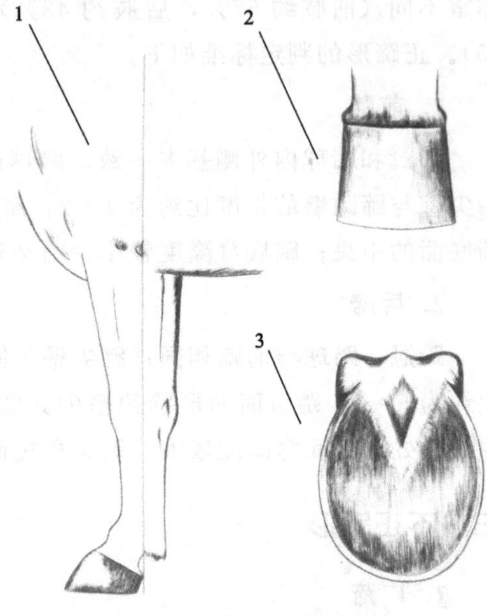

图 10-16　标准肢势及狭蹄

1—标准肢势侧望；2—狭蹄头侧面；3—狭蹄底面

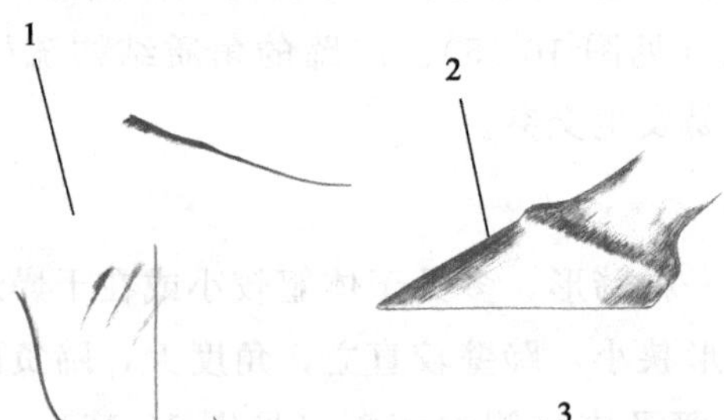

图 10-17　前踏肢势及低蹄

1—前踏肢势侧望；2—低蹄侧面；3—低蹄底面

5. 内狭蹄

内狭蹄由广踏肢势形成。其特点是蹄的内侧狭窄，蹄负面的弧形小，内侧蹄壁直立，角度大，壁短而薄；外侧蹄壁倾斜度缓，角度小，壁长而厚（见图 10-10）。内狭蹄的马，由于体重偏压于蹄的内侧，易发生内侧蹄踵狭窄、举踵及裂蹄等。

6. 外狭蹄

外狭蹄由狭踏肢势形成。其特点与内狭蹄相反，蹄的外侧狭窄，蹄负面的弧形小，外侧蹄壁直立，角度大，壁短而薄；内侧蹄壁倾斜度缓，角度小，壁长而厚。因体重偏压于蹄的外侧，易发生外侧蹄踵狭窄、举踵及裂蹄等。内狭蹄和外狭蹄的蹄底负面都是一半较宽、一半较窄，故又称为半广半狭蹄。

7. 外向蹄

外向蹄由外向肢势形成。其特点是外蹄尖壁与内蹄踵壁倾斜度大，蹄负面的弧形小，内蹄尖壁与外蹄踵壁倾斜度较缓，蹄负面的弧形大（见图 10-13）。外向蹄的内蹄踵负重较多，易引起内蹄踵狭窄、举踵、裂蹄等。

8. 内向蹄

内向蹄由内向肢势形成。其特点与外向蹄相反，内蹄尖壁与外蹄踵壁倾斜角度较直立，蹄负面的弧形小，外蹄尖壁与内蹄踵壁倾斜度较缓，蹄负面的弧形大（见图 10-14）。内向蹄的外蹄踵负重较多，易引起外蹄踵狭窄、举踵、裂蹄等。

上述各种蹄形都受马肢势的影响，并形成各自特有的蹄形，但在实践中匹马常具有两种以上的复合肢势和复合蹄形。例如，前肢是外向肢势，形成外向蹄，后肢为外向兼外弧肢势，形成外向兼内狭蹄或广踏兼外向肢势，形成内狭外向蹄等。因此，检查肢势和蹄形时，应全面观察、综合判断。

第四节　马的跛行诊断

一、跛行概述

跛行是四肢机能障碍的一种临床现象，并非一种病名。许多外科病，特别是四肢病和蹄病常可引起跛行。除外科病外，某些传染病、寄生虫病、产科病和内科病都可以引起跛行。跛行可以发生在一个肢，也可发生在两个肢，甚至四个肢可同时发病。跛行可能突然发作，也可能缓慢发生，有的可间断出现。有的跛行是运动前表现严重，随运动可逐渐减轻，有的跛行越运动越严重。疼痛可不局限在四肢和蹄上。体躯的某些疼痛性疾患，也可引起四肢的运动机能障碍。马的跛行通常在快步或慢跑时表现最为明显，明显的跛行通常可在行走时表现出来。马前肢跛行占跛行的总数的80%以上，且腕关节以下的跛行占70%以上。

二、病因

四肢本身可因受到外力作用而发生跛行，某些传染病可引起四肢疾病，有些内科疾病和产科疾病也可引起跛行。风湿病、脊髓损伤、阴囊疝、肿瘤、蹄叶炎、腱挛缩、去势后、腹股沟管疝、骨折、关节炎、神经炎、神经麻痹和断裂可引起跛行。饲养管理不当（如修蹄不当）也可引起跛行。

三、跛行种类

1. 基本步伐

肢在运动时，每一个肢体的运动分为两个阶段进行，即提伸阶段和支柱阶段。蹄从离开地面到重新回到地面时为一步，每肢一步被对侧的蹄印分成前后两个半步。健康马的前半步和后半步基本相等。空中悬垂阶段分为三个时间点，即“即将离地”“蹄到离地最高点”和“刚刚着地”；步幅分为两个阶段，前半步和后半步，以“蹄到离地最高点”分界点。前半步和后半步长短的变化是跛行诊断的判定基础之一（见图 10-18）。

2. 空中悬垂阶段

空中悬垂阶段，由两个先后发生的时间段组成，即屈曲和伸展。屈曲：在屈肌的作用下，蹄从离开地面到达最高点的过程。伸展：在伸肌的作用下，蹄从最高点向下重新落到地面的过程（见图 10-18）。

3. 支柱阶段

支柱阶段可分为着地、负重和离地三个步骤。在这个阶段，支持器官负担较大，但在不同步骤，各肌肉、腱、关节、骨骼和蹄的负担也不同，由此也可推测患病的部位（见图 10-19）。

4. 蹄迹

屈曲和伸展组成了该肢一个完整步幅，这一步被对侧肢的蹄印分为前后两半，前一半为各关节按顺序伸展在地面所走的距离，后一半为各关节按顺序屈曲在地面所走的距离。马蹄在地面呈现的痕迹即“蹄迹”。“蹄迹”是马在地面上的蹄子印记，可帮助判断马是否出现跛行。健康马的“蹄迹”，左右两侧蹄印等分对侧蹄印，前半步和后半步均为相等状态（见图 10-20 上）；“悬跛”马的“蹄迹”，以健康蹄印划分患肢蹄印，会出现前后半步长短不一，前半步短，后半步长，称为“前方短步”（见图 10-20 中）；“支跛”马的“蹄迹”，以健康蹄印划分患肢蹄印，会出现前半步变长，后半步变短，称为“后方短步”（见图 10-20 下）。

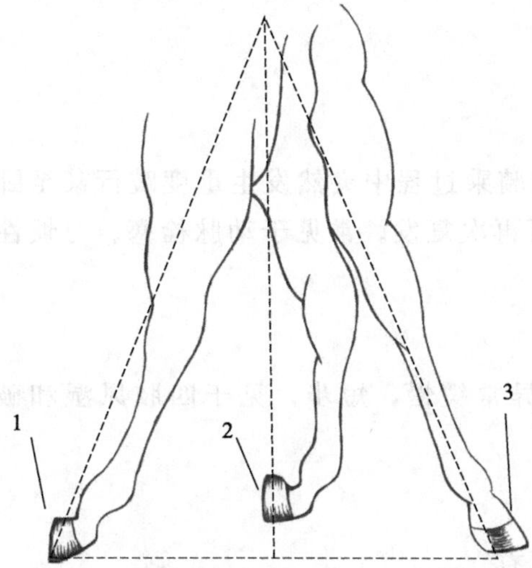

图 10-18　健康马的步幅

1—离地；2—悬空最高点；3—着地

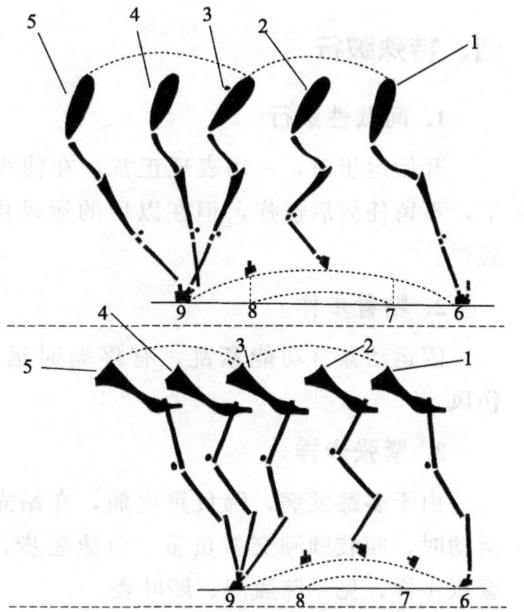

图 10-19　马前后肢运动状态模式图

1—肢离地；2—肢在提伸期屈曲和前移阶段；3，4，5—支柱期；6，9—蹄在提伸期前进的距离；7，8—躯干在提伸期前进的距离

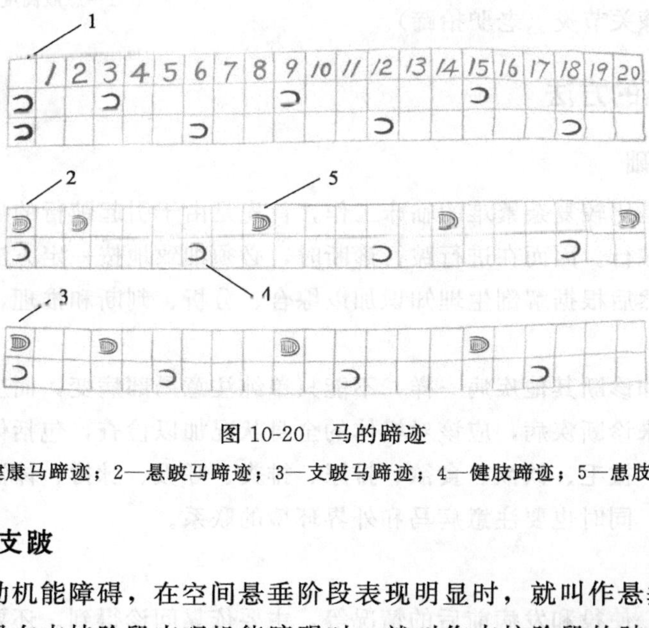

图 10-20　马的蹄迹

1—健康马蹄迹；2—悬跛马蹄迹；3—支跛马蹄迹；4—健肢蹄迹；5—患肢蹄迹

5. 悬跛与支跛

四肢的运动机能障碍，在空间悬垂阶段表现明显时，就叫作悬垂阶段的跛行，简称悬跛。如果在支持阶段表现机能障碍时，就叫作支柱阶段的跛行，简称支跛。在悬垂阶段和支柱阶段都表现有程度不同的机能障碍时，就叫作混合跛行。

四、特殊跛行

1. 间歇性跛行

开始运步时，一切表现正常，在使役或骑乘过程中突然发生重度跛行甚至卧下，不留任何后遗症，但在以后的运动中可再次复发。常见于动脉栓塞、习惯性脱位。

2. 粘着步样

因运动器官功能紊乱，有疼痛时运动异常缓慢，短步，见于四肢风湿和破伤风。

3. 紧张步样

由于多蹄发病，蹄负重疼痛，在站立或者运动时，四肢频频交替负重，急速短步，呈现紧张步样，见于蹄风湿、蹄叶炎。

4. 鸡跛

患肢运步呈现高度举扬。膝关节和跗关节高度屈曲，肢在空间停留片刻后，又突然着地，如鸡行走的样子（见图 10-21），见于畸形性跗关节炎、膝关节炎（老驴抬蹄）。

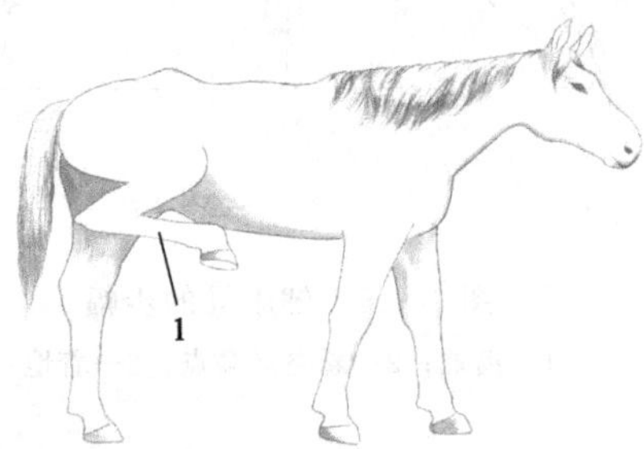

图 10-21　鸡跛临床表现

1—患肢高度举扬

五、跛行诊断的方法

1. 诊断基础

跛行诊断是比较复杂繁难的临床工作，首先是由于引起跛行的病因很多，各科疾病都可引起跛行。因而在进行跛行诊断时，必须细致地按一定方法和顺序从各方面收集症候，然后根据解剖生理知识加以综合、分析、判断和推理，必要时还需进行治疗试验。

跛行诊断和诊断其他疾病一样，不能只单纯注意局部病变，而应该从有机体是一个整体出发来诊断疾病，应该对机体的全身状况加以检查，包括体格、营养、姿势、精神状态、被毛、饮欲、食欲、排尿、排粪、呼吸、脉搏、体温等，以供在判断病情时参考。同时也要注意病马和外界环境的联系。

2. 问诊

饲养管理、使役和发病前后的情况等，主要依靠问诊得到。还要与饲养调教人员了解训练方法、修蹄状况。查看免疫情况、驱虫记录等。

3. 驻立视诊

驻立视诊时，距离 1m 以外，围绕观察。从蹄到肢的上部，或由肢的上部到蹄，从头到尾仔细、反复地观察比较。先看姿势和负重，再看局部有无外伤、肿胀。当患畜患病时，为了减轻负重，病肢表现前伸和屈曲，内收外展等。

4. 运步视诊

观察蹄的活动，注意蹄的负重情况，是以蹄尖负重，还是以蹄踵（蹄后部）负重，还是根本不负重，在蹄着地时动物是否有疼痛表现。患马通常会减轻跛行肢蹄的负重。

5. 触诊检查

方法是用手、器械（检蹄器、针头）检查肌肉、骨骼、关节、腱、韧带、腱鞘、黏液囊、蹄等，触诊应按一定顺序进行。对前肢指深屈肌腱、指浅屈肌腱和悬韧带部位进行手法触诊，该部位多发生“涨筋”，通过手法触诊，可观察该部位肌腱紧张程度、是否肿胀和疼痛（见图 10-22）。

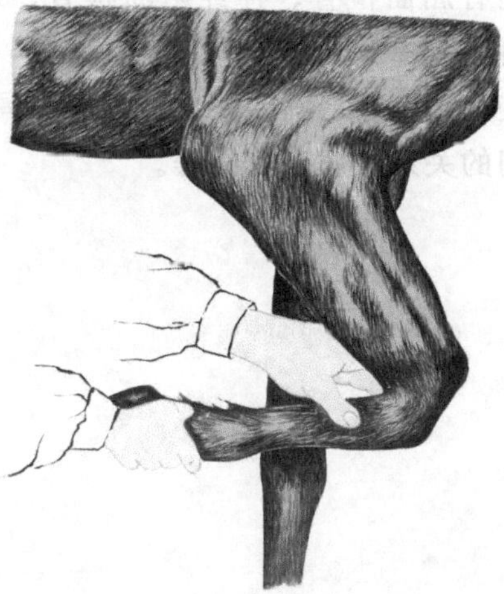

图 10-22 指深屈肌腱触诊操作

6. 蹄的触诊

方法和器械：检蹄器、打诊、压诊。检查蹄底、蹄叉、蹄踵、蹄壁时用检蹄器压迫有无疼痛反应。检查蹄、蹄铁磨损情况及白线内侧有无尖锐物体或蹄钉损伤。检蹄器是一种可以对蹄底、蹄叉和蹄壁进行深部触诊的工具。如果使用合理，检查者可确定蹄的敏感部位。大部分正常马匹可以承受适当的检蹄器压力，而不表现出任何不适。从内侧或外侧开始，每 2～3cm 钳压蹄底，再钳压蹄叉（尾侧、中部、头侧）。检查完蹄踵后，使用检蹄器检查蹄壁，从左侧蹄踵壁开始，以顺时针方向，间隔 1～2cm 环绕一圈进行检查，并终止于右侧蹄踵壁（见图 10-23）。

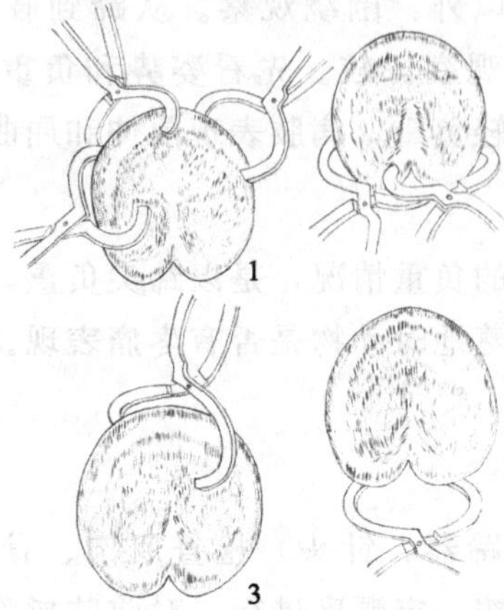

图 10-23　检蹄器检查操作

1—蹄侧壁检查；2—蹄叉侧沟检查；3—蹄底检查；4—蹄踵部检查

此外，跛行诊断中还有屈曲检查、神经阻断检查、影像学检查及特殊检查法等。将所有收集到的资料进行综合分析，判定跛行部位，必要时需要反复诊断。同时还要分清局部解剖学变化和疼痛之间的关系，判断是局部还是全身的问题，确定疼痛程度与跛行程度之间的关系、病变时间等。

第十一章

四肢疾病

第一节 牛羊截指（趾）术

一、适应证

牛、羊严重的腐蹄病，经过保守疗法无效时，或并发骨髓炎、指腱鞘炎和指关节感染；指骨骨折无法治愈、指关节脱位复位困难等；牛的内、外侧指截断其一，仍可以站立。

二、局部解剖

动物的原始指由 5 个指组成。在进化过程中，反刍动物保留 2 指（第 3 和第 4 指）。近指节骨（第 1 指骨），由近端（底）、指骨体（体）和远端（头）组成，两端均有关节面供韧带附着中指节骨（第 2 指骨），较短，与近指节骨很相似。远指节骨（第 3 指骨），该骨变化为与蹄或爪的形态一致。牛、羊等反刍动物每蹄有内侧指和外侧指及两个悬蹄，蹄匣覆盖在指端部，呈锥状，与第三指节骨（蹄骨）形状类似。第二指节骨和第一指节骨分别与远端第三指节骨、近端掌骨构成蹄关节和系关节，第一指节骨和第二指节骨构成冠关节。指骨的背侧有伸肌腱，掌侧有屈腱。

三、治疗

1. 麻醉与保定

患畜全身麻醉，或镇静、镇痛并配合局部用掌神经传导麻醉。患指向上侧卧保定。

2. 术式

手术前患肢球节上扎止血带。指部皮肤“U”形切开，横切开线在蹄冠带处，与两个纵切线连接，纵切线切在指的背侧和掌侧。皮肤和皮下组织切开深达骨的表面，分离皮肤，形成一“U”形皮瓣。

指截断可分为高位与低位两种：低位的切在第二指骨上，去掉蹄关节和第三指节骨。高位的切在第一指节骨的下 1/3，切除冠关节、第一指节骨的一部分、第二指节骨、蹄关节和第三指节骨。

以下为高位截断操作：

皮肤切开后，把软组织与指骨分离到第一指骨的 1/2 高度水平。取线锯放置在两指之间，在第一指节骨下 1/3，先做横切，然后转为与指纵轴呈 45°角，将骨斜行锯断（见图 11-1）。遇到指动脉要结扎，注意清创。

闭合时，皮肤瓣尽可能全部缝合，如有感染或皮肤发生坏死，则不宜缝合，必要时要做引流，局部撒布抗生素粉末。

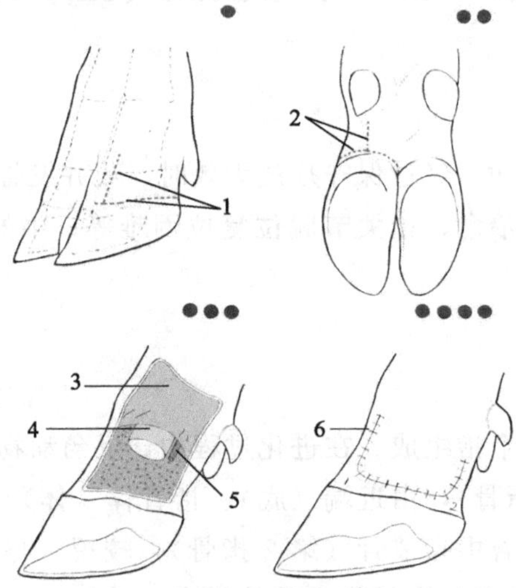

图 11-1　牛羊截指（趾）手术

1—前切口；2—后切口；3—皮瓣；4—骨断端；5—屈腱；6—结节缝合

第二节　指（趾）深屈肌腱切断术

一、概述与适应证

屈腱挛缩是马的一种常见肢蹄疾病，中兽医俗称“滚蹄”或“栽蹄”，多发生于幼龄马属动物，反刍动物如牛、羊偶有发生。前肢较后肢发病率高，一侧或双侧发生。幼年马多为先天性因素造成，成年马深屈肌腱挛缩多由慢性屈腱炎造成。

二、症状

多表现为蹄尖部位着地，球节屈曲挛缩，甚至跪地行走。治疗时可采取中兽医疗法，如醋酒按摩；也可进行蹬状蹄铁装蹄治疗。当上述治疗无效时，可采取手术方法，如指深屈肌腱切断术。

三、治疗

1. 保定与麻醉

患马颈静脉放置 14G-2 英寸马专用留置针，静脉注射全身麻醉，待患马倒卧后，采取侧卧保定，除患肢以外对三个肢蹄进行捆绑保定。

2. 术式

对患部采取手术治疗，术部选择在左侧掌骨肌沟部位。切口部位在掌（跖）骨与屈肌腱之间的肌沟内，位于掌骨中 1/3 部位。蹄部药浴清洗，对蹄部使用自黏弹性绷带进行包扎，并达到隔离效果。术部除毛、备皮，2%碘酊消毒，酒精脱碘。垂直切开皮肤 4cm，小心分离指浅屈肌腱，使用组织钳将其拉向内侧，使用弯止血钳将指深屈肌腱分离并垫衬，以防止其回缩。对指深屈肌腱中段切断并摘除 1.5cm（见图 11-2）。术部清洗消毒，皮肤做结节缝合。

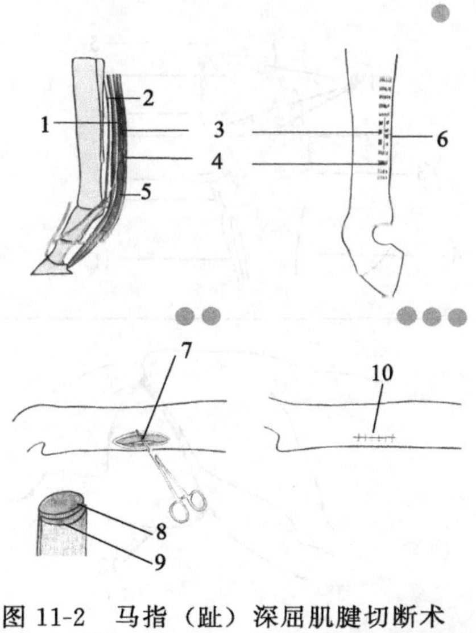

图 11-2　马指（趾）深屈肌腱切断术

1—掌（跖）外侧动脉、静脉、神经；2—悬韧带；3—指（趾）深屈肌腱；4—指（趾）浅屈肌腱；5—指（趾）腱鞘；6—切口部位；7—切断指（趾）浅屈肌腱；8—指（趾）深屈肌腱断面形状；9—指（趾）浅屈肌腱断面形状；10—皮肤结节缝合包扎时对术部进行碘伏消毒干燥，采取自制“L”形钢板，先做脱脂棉垫衬缓冲，再进行高分子玻璃纤维包扎固定。隔日更换一次，连续 5 次，再对患肢蹄部进行 2～3 次修蹄处理，以使患肢角度恢复正常。

第三节 膝内直韧带切断术

一、适应证

膝内直韧带切断术是治疗马、牛髌骨上方脱位的一种手术，在兽医临床广泛应用。

二、局部解剖

膝关节包括股膝和股胫两个关节。股膝关节由股骨滑车与膝盖骨关节面组成。股胫关节由股骨髁、胫骨近端与两骨之间的半月状板组成。在膝关节囊外有膝外侧韧带和膝内侧韧带，在膝盖骨与胫骨嵴之间有 3 个很强的韧带：膝外侧直韧带，起于膝盖骨的远侧角，止于胫骨嵴内侧；膝中直韧带，起于膝盖骨的远角，止于胫骨嵴内侧；膝内侧直韧带，起于膝盖骨内缘的纤维软骨，止于胫骨嵴近侧韧带沟（见图 11-3）。

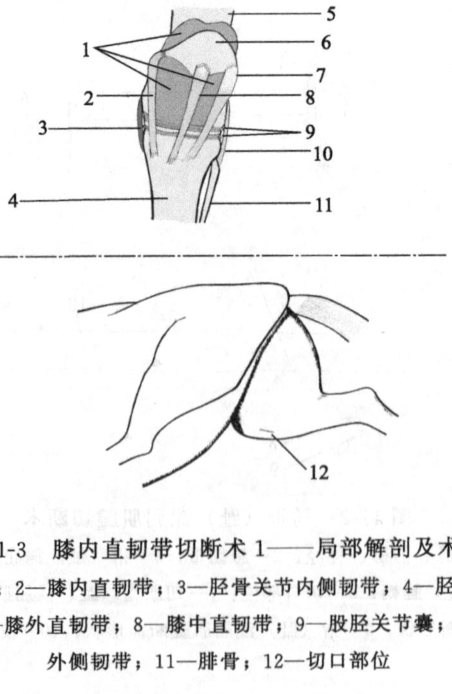

图 11-3 膝内直韧带切断术 1——局部解剖及术部

1—膝股关节囊；2—膝内直韧带；3—胫骨关节内侧韧带；4—胫骨；5—股骨；6—膝盖骨；7—膝外直韧带；8—膝中直韧带；9—股胫关节囊；10—股胫关节外侧韧带；11—腓骨；12—切口部位

三、治疗

1. 保定和麻醉

手术一般采用站立姿势，柱栏内保定和局部麻醉。如果动物不安静，可给予安定剂或化学保定剂。站立保定时，要注意尾的固定，避免污染手术部位。也可侧卧保定，患肢朝下。局部麻醉时，取 2～4mL 局部麻醉药在膝中直韧带下半部内侧缘做一点注射，再在韧带的内侧远端进行皮下浸润麻醉。

2. 术式

在膝中直韧带的内侧缘，靠近韧带的止点胫骨嵴，做一皮肤小切口。锐性切开浅筋膜，剥离膝直韧带间筋膜、股阔筋膜，暴露缝匠肌、股薄肌筋膜和膝内直韧带。用弯止血钳穿过肌膜伸向膝内直韧带的深侧（注意不得损伤韧带下的关节囊），造成一个通道，为插入球头切腱刀做准备（见图 11-4）。

从皮肤切口将切腱刀沿韧带的深侧平行韧带插入，然后把刀身翻转 90°角，刀刃对准预切的韧带。左手食指摸刀的尖端，隔皮矫正刀的位置，再用锯的动作将腱切断。腱切断的一个重要标准是，切韧带之前，感到刀被膝内直韧带紧压，一旦韧带被切断，缝匠肌的腱由紧绷变为松弛，如果只是缓和而没有松弛，则表明其韧带未完全切断。术部结节缝合，闭合皮肤切口（见图 11-5）。

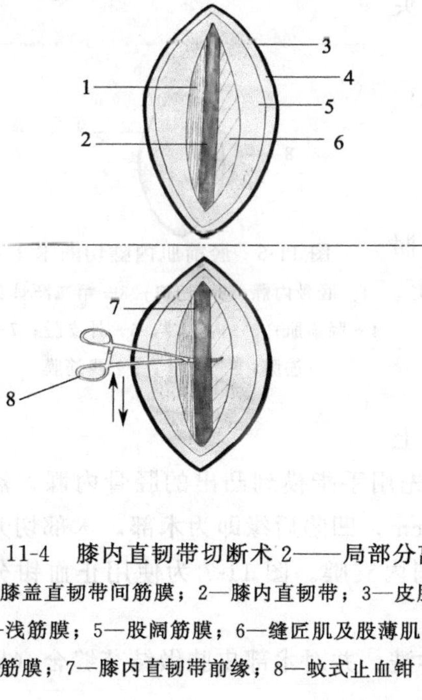

图 11-4　膝内直韧带切断术 2——局部分离

1—膝盖直韧带间筋膜；2—膝内直韧带；3—皮肤；4—浅筋膜；5—股阔筋膜；6—缝匠肌及股薄肌的筋膜；7—膝内直韧带前缘；8—蚊式止血钳

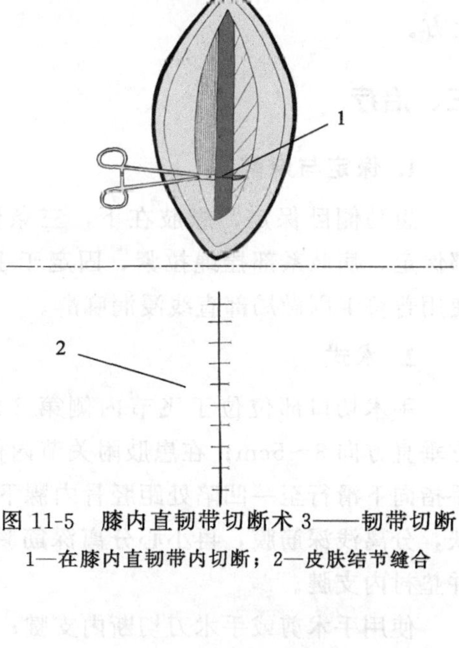

图 11-5　膝内直韧带切断术 3——韧带切断

1—在膝内直韧带内切断；2—皮肤结节缝合

3. 术后护理

抗生素治疗5～7天。牵遛运动有利于控制局部肿胀，马休息和牵遛至少需2周，最好达4～6周。偶尔在手术之后出现严重的肿胀和跛行。

第四节　胫前肌内腱切断术

一、适应证

患飞节内肿的骡马由于使役不当或肢势不正以及继续发于外伤性疾病致使中央跗骨和第三跗骨的骨质增生形成骨赘，压迫胫前肌内侧腱，引起疼痛性跛行。手术切断内侧腱支后，压迫解除，疼痛消失，跛行也消除。所以手术切断胫前肌内侧腱，只能消除跛行，达到临床痊愈，增加运动能力，而不能解除跗关节各骨骼的骨质增生，故跛行消失后，跗关节外形仍显增粗，触诊仍可摸到不平的骨赘。

二、局部解剖

马飞节内各解剖部位（胫骨内髁、隐静脉、胫前肌、内支腱、外支腱、第2跖骨头）见图11-6，手术切口部位位于飞节内侧第2跖骨头上方。

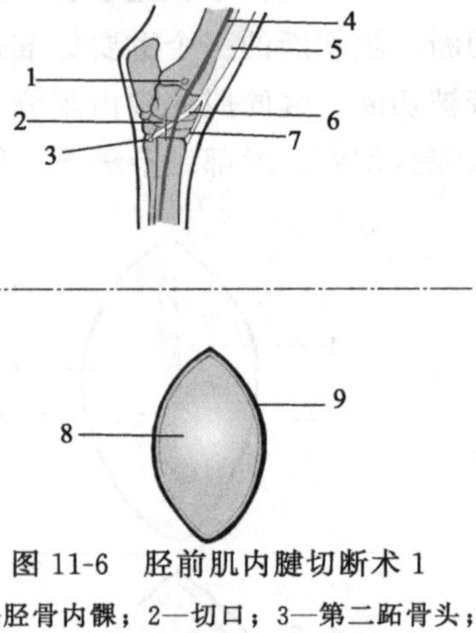

图11-6　胫前肌内腱切断术1

1—胫骨内髁；2—切口；3—第二跖骨头；4—胫前肌；5—内支腱；6—外支腱；7—深筋膜；8—皮肤；9—浅筋膜

三、治疗

1. 保定与麻醉

患马侧卧保定，患肢在下，三条健康腿捆绑保定，病肢系部拴绳拉紧，固定于手术台上。使用普鲁卡因做局部直线浸润麻醉。

2. 术式

手术切口部位位于飞节内侧第2跖骨头上方垂直方向3～5cm；在患肢附关节内侧面，先用手指摸到凸出的胫骨内髁，然后手指向下滑行至一凹陷处距胫骨内髁下缘约1cm，凹陷后缘即为术部。术部切开皮肤，分离浅深筋膜，再小心分离深筋膜，找到内支腱。图11-7为使用止血钳分离并垫衬内支腱。

使用手术剪或手术刀切断内支腱；局部冲洗，并对术部皮肤做结节缝合（见图11-8）。外涂碘伏，局部包扎。

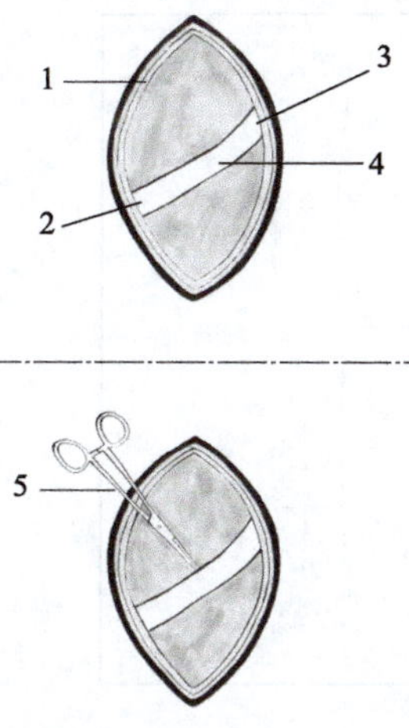

图 11-7 胫前肌内腱切断术 2

1—深筋膜；2—后下方；3—前上方；4—内支腱；5—用止血钳分离内支腱

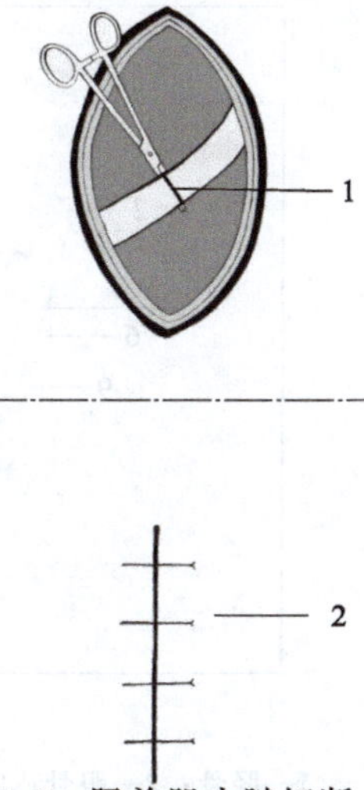

图 11-8 胫前肌内腱切断术 3

1—切断内支腱；2—皮肤结节缝合

第五节 飞节内肿

一、概述

飞节内肿是马常见的一种慢性变形性骨关节疾病，其患肢跗关节内侧中央跗骨和第三跗骨处有骨赘，或第二跖骨与第三跖骨部有炎症。马、骡、牛均可发病，多见于关节受伤后，也可见于饲料中缺乏维生素、钙、磷，或钙磷比例不当等。

二、局部解剖

跗关节又称飞节，是由小腿骨远端、跗骨和跖骨近端构成的单轴复关节。跗关节角在前方，其滑膜形成胫跗囊、近侧跗间囊、远侧跗间囊和跗跖囊。有内、外侧韧带和背、跖侧韧带（见图 11-9）。

三、症状

患病动物明显跛行，触诊该关节内侧下缘有骨质增生而成硬肿，无热无压痛，甚至整个关节变形，但在剧烈运动后，也有微热和知觉过敏者。按压右后肢跗关节疼痛，关节温热、肿胀，屈伸不利，关节边缘骨质增生，内侧形成骨赘，坚实，无热无痛。患病动物站立时患肢蹄尖着地，伸展不充分，并放于稍前方，行走时关节

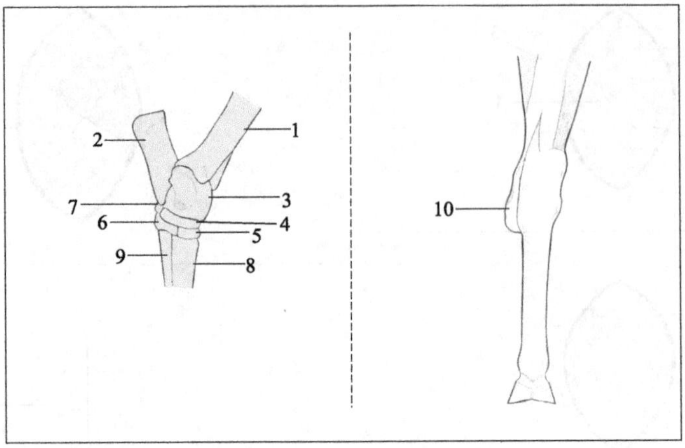

图 11-9　马飞节内肿

1—胫骨；2—跟骨；3—距骨；4—中央跗骨；5—第三跗骨；6—第二跗骨；7—第四跗骨；8—第三跖骨；9—第二跖骨；10—患病部位

屈曲不充分，提举缓慢，缓步行走时跛行不明显，快步行走时跛行明显。有时以蹄前壁着地，或提起患肢随即落下。初运步时跛行较重，抬举前进不灵活，飞节屈曲不全，踏地时疼痛，呈后方短步，为支混跛；继续前进，跛行减轻，转为混跛，臀部运动明显，休息后又加重。飞节内肿试验：用手握住患肢系部，用力拉起，使患肢屈曲 3～5min，放开令患畜快步前进，如以三肢跳跃前进或跛行明显，可初步诊断为本病。X 光片显示关节增生，骨关节面骨密质增厚或粘连，关节韧带和骨膜骨化，关节间隙变窄，软骨面出现磨损。根据发病情况、临床检查和 X 光片检查，确诊为飞节内肿。

四、治疗

以早期去除病因、改善饲养管理条件、加强营养等为治疗原则。中药疗法可内外结合，内服“四物汤加减方”，外部实施针灸疗烧烙法。

强刺激疗法：利用高浓度刺激性药物对局部产生活血化瘀效果，如局部涂敷 5%红汞软膏、热性物理疗法、激光疗法等。手术治疗有神经切断治疗法、骨膜切开法、胫骨前肌楔状健切断术。

第六节　跗关节滑膜炎

一、概述

跗关节滑膜炎是滑膜受到一定的刺激之后产生的炎症现象，也被称为浆液性关节炎。主要表现是关节囊滑膜层出现一定的病理变化，具体呈现渗出性炎症，经常发生于马属动物。该病的主要特征是跗关节滑膜充血和肿胀，还带有明显的渗出，需要采用综合性治疗。

二、病因

马属动物发生该病的主要原因是受到损伤，如跗关节长期负重、肢蹄结构不良导致过度负重压迫和摩擦等。此外，一些疾病也可能会诱发本病，如传染性胸膜肺炎、流感、马传贫、马腺疫、布病及急性风湿病等。

三、症状

病变部位在跗关节的两侧，主要特征是滑膜充血、滑液增量、关节内压增强。触诊跗关节有热痛和波动感，运动时患病关节会出现明显的疼痛反应。在关节囊处可明显看到凸起的椭圆形软肿，其突出部位有明显波动，对其按压表现出肿胀增大的现象，指压关节憩室有捻发音，渗出液中有大量纤维蛋白质。对患关节腔穿刺会流出混浊且带微黄色的液体，容易凝固。患马站立时会出现患肢关节屈曲和运动时出现跛行，表现以支跛为主的交替负重。无全身性症状。慢性病例大部分都是由急性病例转变而来的，出现关节肿大和波动明显，无热痛。一般病例无明显跛行，但在运动时患关节活动不灵活，容易疲劳。患马关节液稀薄，呈无色或微带黄色，不容易出现凝固，患部的皮肤经常会增厚（见图 11-10）。

四、治疗

对关节肿胀比较明显且积液较多的马匹，可以先穿刺放出液体，再迅速注入加温的普鲁卡因青霉素注射液 20～30mL，还可应用可的松进行关节内注射。常用 0.5%醋酸氢化可的松 20mL 加青霉素 G 钠 80 万 IU，与 0.5%盐酸利多卡因溶液 1∶1 混合，在患病关节内注射 40～50mL，隔天 1 次，连用 3～4 次。采用弹力绷带对关节进行加压包扎，处理完成后让患病的马匹充分休息，经过 48 小时后，再根据具体情况采取相应的治疗措施。慢性病例还可进行物理疗法，使用 TDP 照射法。

还可采用中药外敷的方法，如中药塌渍法，内侧垫衬脱脂药棉（或中药粉剂、膏剂等），外侧包扎软布，最外侧通过绷带固定（见图 11-11）。使用中药溻渍需要的方剂一般采用透骨草、伸筋草各 30g，海桐皮、川续断、桑寄生、牛膝各 25g，乳香、没药、桃仁、独活各 20g，羌活、刘寄奴各 15g，将其研为细末后加入一定比例的白酒、醋、凡士林，之后进行熬制。熬制成药膏后均匀涂抹在双层纱布上，对患病马匹的关节进行一定的按摩处理，另将制好的药膏抹敷在患病部位，1 次/天，连用 10 天。

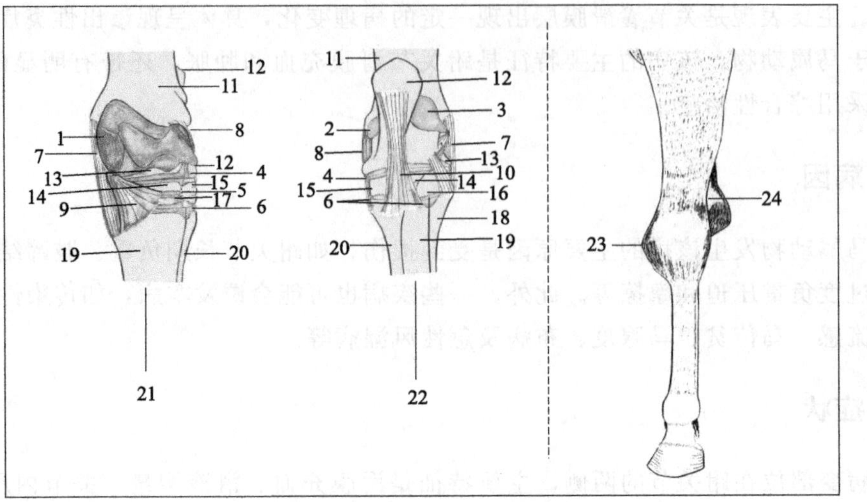

图 11-10　马跗关节滑膜炎

1—前内侧憩室；2—后外侧憩室；3—后内侧憩室；4—跗间关节上囊；5—跗间关节下囊；6—跗跖关节囊；7—内侧韧带；8—外侧韧带；9—跗背侧韧带；10—跗跖侧韧带；11—胫骨；12—跟骨；13—距骨；14—中央跗骨；15—第四跗骨；16—第二跗骨；17—第三跗骨；18—第二跖骨；19—第三跖骨；20—第四跖骨；21—头侧；22—尾侧；23—前内侧波动性肿胀；24—后外侧波动性肿胀

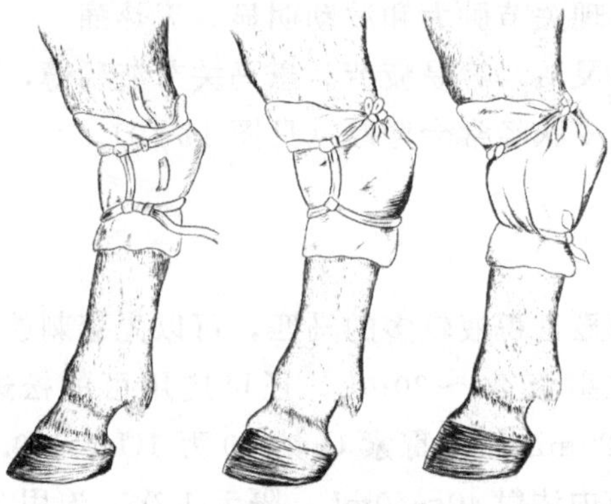

图 11-11　马跗关节包扎法

第七节　浅屈腱炎和悬韧带炎

一、概述

指屈肌腱炎和悬韧带炎是指浅屈肌腱、指深屈肌腱和悬韧带的炎症，是四肢的主要常发病之一。马的屈腱炎多发生于前肢。

二、病因

疾驰、跳越障碍、重役和滑走时，因腱的剧烈伸缩、挫伤等引起肌腱的过度牵拉，使屈肌腱反复有超出生理范围的活动，引起腱纤维或部分腱断裂而导致发炎。另外，马匹的腱质纤细、肢势不良（内收或外展）、蹄踵过低等也可诱发本病。

三、症状与诊断

1. 指屈肌腱炎

马的肌腱需要承受很大的压力，而且血液供应较慢，因此受伤后会产生瘢痕组织，导致伤口的愈合速度较慢。由于瘢痕收缩使腱缩短，因而引起腕关节及指关节的腱性挛缩，表现滚蹄。驻立视诊时：患肢常向前伸出，呈稍息姿势，腕部微屈，系部直立，蹄尖着地或蹄底前半部着地负重。指浅屈肌肿胀严重时，掌后中部隆起，多柔软或稍坚硬。病久则屈腱挛缩，可表现腱性突球或滚蹄症状。运步视诊可见：轻度或中度混合跛行，抬不高，步幅短，寸腕不敢沉，攒筋不敢伸。快步行走，经常出现磋跌。患肢着地时，头部或臀部高抬。跛行随运动加剧。纤维破坏严重时呈乱麻样，沿腱的长轴弥散性肿胀(见图 11-12)，病久形成坚硬的瘢痕组织，有时与指深屈肌腱粘连，呈球状硬结(见图 11-12)。触诊检查：触诊时可发现屈腱部位有肿胀、变硬、增温、疼痛等炎症反应，指压留下压痕。急性炎症，患部增温肿痛明显。慢性炎症，屈腱肥厚，压之较为坚硬，病久屈腱挛缩，形成突球(滚蹄)。

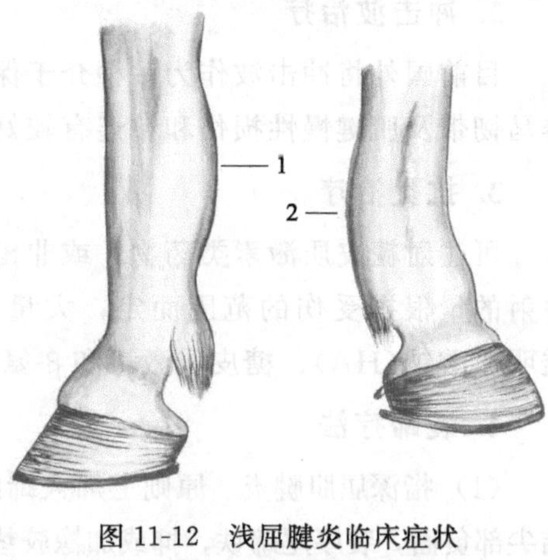

图 11-12 浅屈腱炎临床症状

1—浅屈腱炎；2—籽骨部浅屈腱炎

2. 悬韧带炎

韧带是坚韧的带状组织，其功能是连接骨块和稳定关节。悬韧带从胫骨后方的顶部开始伸延，经过籽骨和球节后方，连接系骨的后方。悬韧带十分坚韧，而且颇具弹性。马匹于快跑期间，体重压力会转至前肢，因此前肢球节于足部着地时尤需强力的支持，悬韧带便起着此重要作用。马匹快跑时，尤其在肌肉疲倦时，悬韧带会受到很大的压力。受伤的悬韧带出现瘢痕组织后，便会逐渐痊愈。曾经受伤的悬韧带，很容易再受伤。根据伤势的轻重，悬韧带炎可能会严重影响马匹的竞赛前途。在赛事中严重受伤的马匹，大约有七成与悬垂组织（悬韧带和籽骨）有关。病马站立时，半屈曲腕、系关节，并伸向前方，保持系骨直立状态。运动时呈支跛。

慢性经过时，肿胀变硬。经过良好的病例，患部钙化，增生纤维组织，韧带粗而厚，表面凹凸不平。

应用超B超扫描患部得出影像，全面了解报告内容，结合B超照片综合分析诊断，同时也需要结合临床实际情况做必要的其他检查。

四、治疗

除了按照腱炎的常规治疗外，应注意不同腱炎的装蹄疗法。

1. 冷敷治疗

在急性炎症期间使用冷敷和压力绷带，冷水的刺激导致血管收缩，同时降低酶的活性，进一步减少炎症介质的生成，减慢神经传导，所以冷敷具有抗炎和止痛的作用。但是，长时间将患肢暴露在低温下容易导致血管反射性舒张，会加重组织的肿胀。建议冷敷的时间不要超过30min。将患肢置于5～9℃的高渗盐水中是一个非常有效的疗法。

2. 冲击波治疗

目前国外将冲击波作为一种介于保守疗法和手术疗法之间的新型治疗方式，对赛马韧带及肌腱慢性损伤和粘连有较好疗效。

3. 抗炎治疗

可注射糖皮质激素类药物，或非甾体类药物(如保泰松)。腱损伤部位注射时，注射的量根据受伤的范围而定，大量注射可能损害肌腱的愈合。除了PSGAGs，透明质酸钠(HA)、糖皮质激素和β-氨基异丁酸也被用于肌腱内注射。

4. 装蹄疗法

(1) 指深屈肌腱炎　原则上加大蹄的角度，以侧望与指轴一致为标准，适当切削蹄尖部负面，装厚尾蹄铁，抑或加橡胶垫。蹄铁的剩缘、剩尾应多些，上弯稍大些。

(2) 悬韧带炎　原则上使蹄的角度略低于指轴。悬韧带分支发生炎症时，轻度切削发炎侧蹄踵负缘，但要求蹄负缘的内外应当等高。

第八节　腱断裂

一、概述

腱断裂是腱的连续性被破坏而发生分离。临床上常见的腱断裂是屈腱断裂和跟腱断裂，伸腱断裂发生较少。腱断裂按病因可分为外伤性腱断裂和症候性腱断裂，而外伤性腱断裂可分为非开放性和开放性腱断裂。

二、病因

（1）非开放性腱断裂　多因腱突然受到过度牵张所致，常由于剧烈运动、过度使役、疲劳运动、速度赛马在比赛中受伤等引起。

（2）开放性腱断裂　发生较少，主要由于人为驱赶时使用铁锹或枪弹等，引起皮肤和腱组织同时发生损伤，且常为鞘外腱断裂。

（3）症候性腱断裂　常见的是由新陈代谢所引起的全身病，如骨软病、佝偻病等，腱及腱鞘的炎症、化脓坏死及籽骨的骨坏疽。

三、症状

共同症状是腱迟缓、断裂部位形成缺损，又因为出血和断端收缩，断端肿胀，断裂部位温热疼痛。开放性腱断裂经常感染化脓，预后不良。患马患肢功能障碍，有的表现异常姿势。可见患病动物右后跟腱断裂后，跟骨头上方出现肿胀，患肢向前伸并避免完全负重。跗关节在屈曲和拉伸动作中表现出活动僵硬（见图 11-13）。

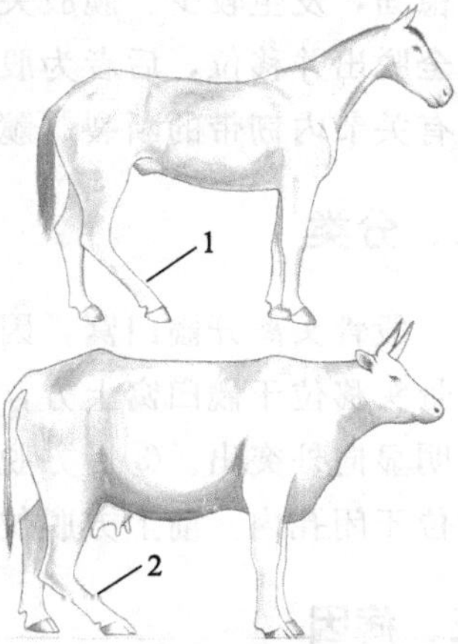

图 11-13　马、牛跟腱断裂临床症状

1—马患肢；2—牛患肢

四、治疗

1. 治疗原则

使患病动物安静，缝合断端，固定制动，防止感染，促进愈合。

2. 手术治疗

局部清洗消毒，用 3%普鲁卡因注射液作胫神经、腓神经传导麻醉。用新洁尔灭冲洗创面，清除创内血凝块及坏死组织。用手术刀向上、下各切开长 6cm 皮肤，充分暴露断裂的趾浅屈肌腱游离端。缝合趾深屈肌腱，由助手将患肢系部屈曲，使趾深屈肌腱弛缓，用 18 号丝线弯针缝合，用纽扣状缝合法分别缝合趾深屈肌腱。

3. 中药疗法

如接筋散，共研末，撒于创口内。用绷带包扎断筋处，每隔 2～3 天换药 1 次，创口愈合后，拆除固定绷带进行修蹄，装长连尾蹄铁。对屈腱断裂病畜，及时钉挂长连尾蹄铁非常重要，如果蹄铁不能及时安装，可引起筋腱不完全断裂的马发展为完全断裂，或断的部分与不断的部分腱束之间分离。

第九节　髋关节脱位

一、概述

髋关节脱位可发生于各种动物，由于牛的髋臼较浅，股骨头呈球状，其颈粗大，从而发病率较高。马髋臼窝较深，关节有强大的圆韧带和副韧带，髋股关节比较稳固，发生较少。髋股关节脱位可分为全脱位和不全脱位，前者为股骨头从髋臼完全脱出并移位，后者为股骨头与髋臼仍保持着部分联系。马只发生全脱位，并常伴有关节内韧带的断裂、髋臼骨折、股骨头骨折，以及并发大量出血和肌肉断裂。

二、分类

股骨头离开髋臼窝，因股骨头移位的方向不同可分为如下几种。①上方脱位：股骨头移位于髋臼窝上方，肢变短。②前方脱位：股骨头移位于髋臼窝前方，大转子明显向外突出。③后方脱位：股骨头移位于坐骨外支下方。④内方脱位：股骨头移位于闭孔内。前上方脱位多见。

三、病因

髋股关节的各种慢性炎症过程，动物长期系绊舍饲并缺乏定期运动，滑倒或跳跃倒地时两后肢向外叉开，急剧回转，泥泞地或冰雪路面使役，不麻醉去势或保定时后肢不合理转位，发情牛互相爬跨，后肢共济失调或乳牛爬卧综合征等，都可引起髋股关节脱位。

四、症状

髋股关节脱位呈突发的重度混合跛行，患肢不能驻立负重，运动时又不能向前伸展，而是拖曳前进。由于股骨头移位的方向不同，患肢的表现也有所不同。

1. 前上方脱位

前上方脱位较为常见，动物驻立时患肢短缩，股骨几乎呈直立位置，同时病肢外展，蹄尖向外，跟骨结节则向内转，两侧大转子不对称，明显向前和向外凸出。牛发生髋股关节脱位后，常常躺卧不愿起立，运步时患肢拖曳前进，或三脚跳行。他动运动时，有时可听到股骨头和髂骨的摩擦音。

2. 后方脱位

后方脱位股骨头移位于坐骨外侧下方，驻立时病肢向侧方叉开，并比健侧肢长，患肢臀部皮肤特别紧张，股二头肌前方出现一沟，转子处也有一凹陷，运步时呈三脚跳，病肢只能以蹄尖沿地拖曳前进，并呈显著外展，迅速向后提举患肢时，可听到移位骨的摩擦音。

3. 内方脱位

内方脱位股骨头移位于耻骨横枝下方或移位于闭孔内。移位于耻骨横枝下方时，患肢呈现短缩，髋股关节上方出现凹陷，膝关节部皮肤形成皱襞，运步时很难以病肢负重，拖曳患肢前进并向外划弧。他动运动时外展容易，但内收则受到限制。

4. 外上方脱位

外上方脱位股骨头移位于髋臼上方，驻立时患肢显著短缩，且呈内收和伸展状态，同时肢的背侧面转向外方，跗关节可比对侧高数厘米，关节部变形，转子的轮廓可变得很明显，运步时病肢拖曳前进并向外划大圈，转出的转子在运步时可前后运动，以手掌放在凸出部可感觉到它的移动(见图 11-14)。

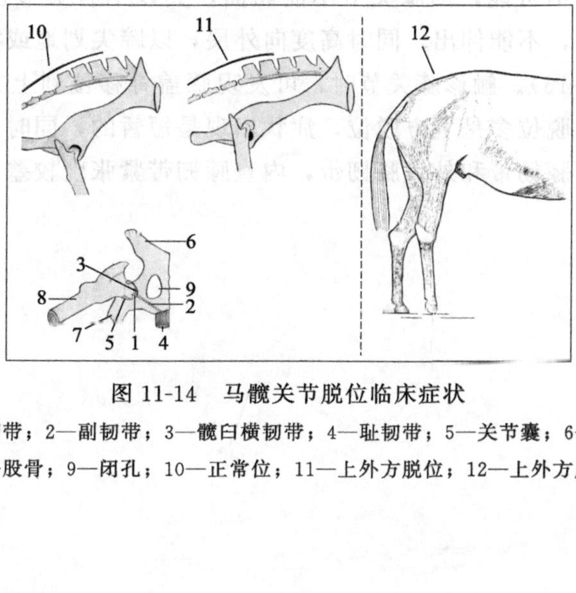

图 11-14　马髋关节脱位临床症状

1—圆韧带；2—副韧带；3—髋臼横韧带；4—耻韧带；5—关节囊；6—坐骨；7—髂骨；8—股骨；9—闭孔；10—正常位；11—上外方脱位；12—上外方脱位(右后肢)

五、治疗

在脱位后 24 小时内，可将患畜全身麻醉后进行整复。超过 24 小时的病例，整复不易成功，即使成功，也容易发生重新脱位。

第十节　髌骨脱位

一、概述

髌骨脱位多见于马和牛。由于各种原因使膝盖骨位置发生改变而固定于其他位置时称为膝盖骨脱位，常见的有向上脱位和向外脱位(见图 11-15)。有的动物经常出现脱位，脱位后可自然复位，这种脱位称为习惯性脱位。

二、病因

滑走、坠落、跳跃、竖立、撞击和在泥泞地作业，致使直膝韧带伸张，同时股四头肌强力收缩，常引起膝盖骨向上脱位，膝盖骨移位到内滑车嵴的顶端，并被内直膝韧带的张力支持和固定，膝盖骨下缘牢固地嵌留于股骨内滑车嵴上缘，膝盖骨不能自由降下。自身结构有缺陷和股四头肌痉挛以及直膝韧带松弛也是本病的病因。

三、症状

发生髌骨上方脱位时，在静止状态下，患肢膝关节和跗关节高度伸展，并向后伸出，人为屈曲也不可能，因膝关节不能屈曲，其以下各关节也不能屈曲。运步时，患肢拖地前进，不能伸出，同时高度向外展，以蹄尖划地或根本不能着地，出现三脚跳(见图 11-16)。触诊膝关节时，可发现膝盖骨移位到上方，直膝韧带非常紧张。髌骨习惯性脱位多是上方脱位，症状出现是短暂的，同时三条直膝韧带中过度紧张的只有中直膝韧带和外直膝韧带，内直膝韧带紧张度较差。

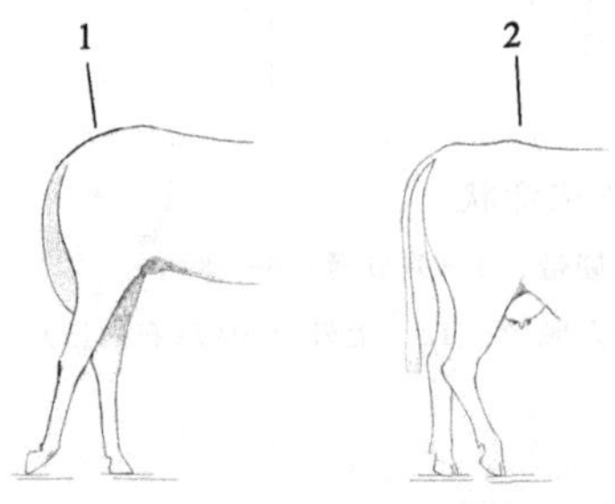

图 11-15　马髌骨脱位两种类型

1—上方脱位；2—外方脱位

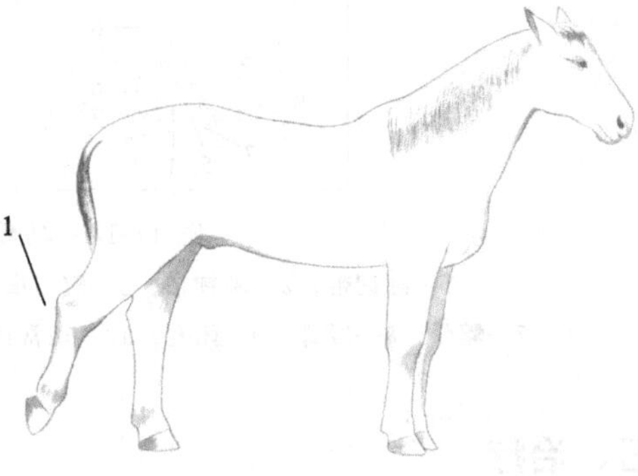

图 11-16　马上方脱位症状

1—患肢

发生髌骨外方脱位时，在静止状态下，膝关节及跗关节屈曲，病肢保持向前挺出状态，并可轻轻地以蹄尖着地。运步时病肢在负重瞬间，除髋关节外，所有关节都高度屈曲，呈典型的支跛。触诊时，可发现膝盖骨向外方移位，原来膝盖骨的位置出现凹陷，同时直膝韧带向上和向外倾斜。

髌骨脱位根据临床症状较易诊断，但髌骨上方脱位，在牛应与股二头肌移位进行鉴别诊断；髌骨外方脱位，在马应与股神经麻痹鉴别诊断。

四、治疗

1. 保守疗法

采用后推整复法，使脱位的膝盖骨整复；迫使患畜跳 60～150cm 宽的沟，整复膝盖骨向上脱位的病例。也有的用一条绳子拴在患肢系部，从后向前牵引患肢，将绳子环系于颈部，边使患畜前进，边压迫推动膝盖骨，也有整复的病例。用削蹄办法人为造成内捻转步，使脱位的膝盖骨复位的，具体是将患肢外侧的蹄壁削切，特别是将蹄壁后外侧切短，切的程度可以从小到大，达到治愈目的。

2. 手术治疗

患畜在全身麻醉下，横卧保定，患侧肢在下面，健肢用去势转位的方法转位，露出膝关节内侧面，局部剃毛消毒，沿内直膝韧带和中直膝韧带之间，避开血管，在胫骨结节上 2～3cm 切开皮肤、皮下织和筋膜，切口不必太大（3～5cm 即可）。露出内直膝韧带后，以球头刀插入内直膝韧带下将其切断。切断韧带后，立即缝合筋膜、皮下组织和皮肤。手术后膝盖骨可马上复位，膝关节可自由屈曲。

第十一节　腕关节炎

一、概述

腕关节炎主要影响桡腕关节。在副腕骨上方、桡骨与腕外屈肌之间，会出现圆形或椭圆形肿胀。在患肢负重时，肿胀显得膨满且有弹性；在患肢松弛时，则肿胀柔软且有波动。站立时，腕关节屈曲，蹄尖着地。运步时，表现为混合跛行。在诊断时，需要与腕部腱鞘炎、腕前皮下黏液囊炎进行区别。

二、局部解剖

腕关节由桡骨远端，内、中、外腕骨，2～4 腕骨，副腕骨和掌骨近端组成。按组成关节的相互关系分为：①桡腕关节，由桡骨远端和内、中、外腕骨列组成，活动性较大；②腕间关节，由内、中、外腕骨列和 2～4 腕骨列构成，活动范围很小；③腕掌关节，由 2～4 腕骨列和掌骨近端构成，不能活动。这些骨由关节囊、腕外侧韧带和腕内侧韧带、骨间韧带连接起来。

三、病因

由于腕外侧韧带和腕内侧韧带很发达，腕关节不能向侧方运动，只能进行伸屈运动。当关节屈曲，内、外侧韧带变得不紧张时，才能有小范围的旋转运动。由于腕关节构造和功能上的这些特殊性，当关节有渗出性炎症时，病理过程不是在各个关节内发生，最初主要发生在桡腕关节内。骨的代谢性疾病、腕关节结构不良、细弱等常为本病的病因。腕关节的挫伤和扭伤常为本病的直接原因。

四、症状

急性腕关节滑膜炎时，关节内可有渗出物积聚。渗出物多时，在关节背侧面局部肿胀，波动不明显，肢弛缓时则波动明显。腕关节内渗出物不多时，外观肿胀不明显。速步时可出现支跛，腕关节强行屈曲时动物也不表现疼痛。

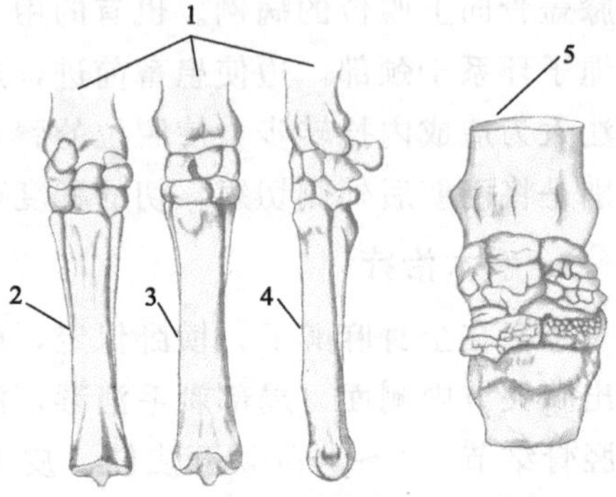

图 11-17　马腕关节解剖面、畸形腕关节炎

1—腕关节剖面图；2—尾侧；3—头侧；4—外侧；5—畸形性腕关节炎

腕关节炎多为非化脓性炎症，表现为变性型骨关节病变，关节软骨和骨膜呈现病理过程，关节软骨变性、软化、溃烂，骨膜出现增殖性病变。骨关节炎多出现在腕部下面的两个关节。骨膜增殖多在腕骨的背侧面，沿关节边缘出现新骨增殖，关节腔内有小的骨片(见图 11-17)。患畜临床上表现不同程度的跛行，当腕关节屈曲时跛行可加重。

五、治疗

急性浆液性滑膜炎时，可注射糖皮质激素到关节内，消炎激素可注射 3 次，每次间隔 1 周比较合理，使马充分休息。注射消炎激素后，用硬绷带固定 2 周。烧烙法治疗骨关节炎有一定疗效。手术疗法可切除关节边缘的新生骨质，刮除软骨的溃疡面，取除关节内的碎骨片。

第十二节　肘端黏液囊炎

一、概述

肘端黏液囊炎，又名肘肿。这是肘结节的皮下黏液囊炎，此黏液囊位于肘结节和皮肤之间的结缔组织中，正常时常达到核桃大，腔内有时被分割成小室，是多室的黏液囊。

二、病因

常由机械性损伤引起，马卧倒时常与坚硬的地面摩擦也可引起本病。蹄铁铁尾或蹄钉长期撞击和压迫肘结节也可诱发本病。黏液囊增大而又被刺伤感染时，可继发为化脓性黏液囊炎。马腺疫及其他传染病，有时通过转移的途径引起肘结节皮下黏液囊化脓性炎症。

三、症状

轻症时仅看到肘结节处脱毛，有轻微的挫伤痕迹。无菌性黏液囊炎时，局部有温热、疼痛、捏粉样局限性肿胀。如消除了病因和及时治疗，渗出物很快被吸收，肿胀显著缩小或完全消失。如果致病原因没有消除，也没有给以及时治疗，黏液囊的体积可进一步增大，由鸡蛋大至拳头甚至更大(见图 11-18)。黏液囊内容物如为浆液性时，则有波动；如为浆液纤维素性，则呈捏粉样感觉；如为纤维素性，则呈坚实的硬度。肿胀周围的皮肤常常有擦伤或溃疡。四肢的功能几乎不表现障碍。

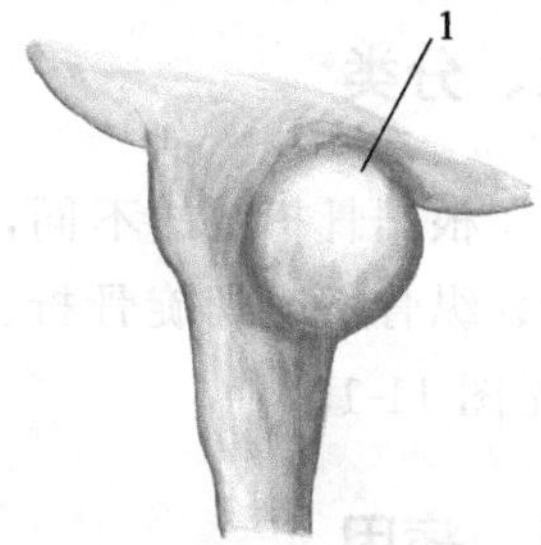

图 11-18　马肘端黏液囊炎

1—高度肿胀的黏液囊

急性化脓性黏液囊炎时，可见到弥散性疼痛肿胀，最初比较坚硬，以后变得柔软。黏液囊周围的皮下组织中也有炎症，甚至可侵害到骨膜。这时患畜常常有全身症候，也可能出现肢的功能障碍。黏液囊可自行破溃，形成一个或多个瘘管，流出大量脓性渗出物。慢性化脓性黏液囊炎时，黏液囊壁发生显著增厚，囊腔中有少量乳脂样脓性渗出物。

四、治疗

首先消除致病原因，如因蹄铁铁尾过长引起的，必须去除蹄铁，然后限制炎症发展，限制黏液囊内渗出物积聚，促进渗出物消散。

如果姑息疗法无效，需及时采用手术疗法。早期局部应用温热疗法，或涂 5%碘软膏或 10%鱼石脂软膏，使炎症消散。抽取黏液囊中的渗出物，以 0.1%碘液抽洗 3～5 次，连续 2 周，或抽出渗出物后注入 0.5%普鲁卡因。切开关节囊，使用骨膜剥离器去除增生性炎性产物，并注入 10%碘酊或 10%硝酸银液；5～7 天后在外侧囊壁下方切开，用骨膜剥离器刮除滑膜壁增生产物。每日用防腐液冲洗，直至创口收缩愈合。黏液囊太大有纤维蛋白渗出物时，可手术整体摘除。全身麻醉下横卧保定，皮肤剃毛消毒后，在黏液囊顶端作一梭形切口。钝性剥离，慢慢将黏液囊完整剥出，如遇大血管时进行结扎。皮肤修整合适后，加减张缝合，以保证足够的张力。

第十三节　骨折

一、概述

在外力的作用下使骨的完整性和连续性遭到破坏称为骨折，骨折常伴有软组织的损伤。临床上最常见的就是四肢骨折，其他骨折较少见。

二、分类

根据骨折线的不同，骨折可分为横骨折、斜骨折、纵骨折、螺旋骨折、粉碎性骨折和关节内骨折（见图 11-19）。

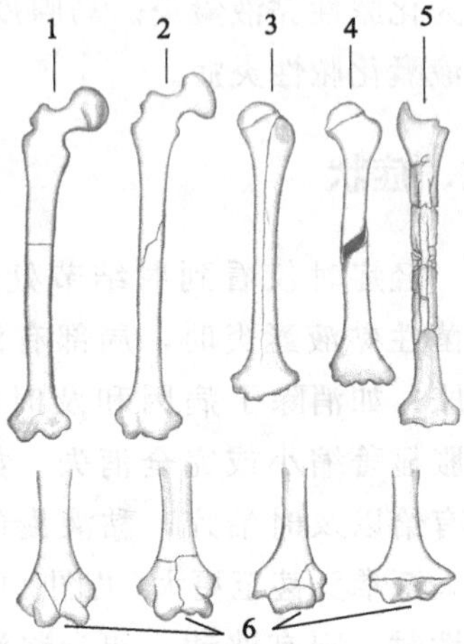

图 11-19　骨折的不同类型

1—横骨折；2—斜骨折；3—纵骨折；4—螺旋骨折；5—粉碎性骨折；6—关节内骨折

三、病因

机械外力损伤：翻车、跌倒、踢蹴、火器伤，有时蹄夹于某处用力抽拉等都易造成骨折。骨抗力降低：骨软症、氟中毒导致骨质疏松，抗力下降，在轻微的外力作用下就会发生骨折。

四、症状

1. 局部症状

（1）变形　四肢某一部位骨折后，在肌肉收缩力和肢体重力作用下，使骨的断端出现移位，由于移位而造成肢体变形，肢体表现弯曲、成角、延长或缩短。不完全骨折(骨裂）骨不出现移位，所以肢体不变形。

（2）异常活动　四肢不完全骨折时，对远端骨折部分进行他动运动，出现异常活动，骨折部位如同多了一个可以活动的关节。

（3）骨摩擦音　完全骨折时，被动活动骨折远端出现有骨摩擦音，如果骨折部在肌肉丰满处，肿胀较明显，如果骨折断端完全嵌入肌肉内，或者发生不完全骨折，这两种情况下都不会出现骨摩擦音。

以上三个症状只要出现一种即为完全骨折。

（4）肿胀　在骨折的同时软组织也受到损伤，所以出现出血和炎性肿胀，肿胀一般在骨折后 12 小时发生。

（5）疼痛　由于骨折伴随骨膜和神经损伤，所以表现有明显的疼痛。

（6）功能障碍　由于骨起支架的作用，当四肢部骨折后会出现严重跛行，表现出明显的功能障碍。

骨折评估：马、牛等大型动物如果因骨的屈曲造成局部骨折，但连贯性尚在，预后较好；如果因骨的屈曲造成部分碎片，但骨连贯性尚在，预后可疑；如果因扭转造成骨折，骨失去连贯性，预后较差(见图 11-20)。

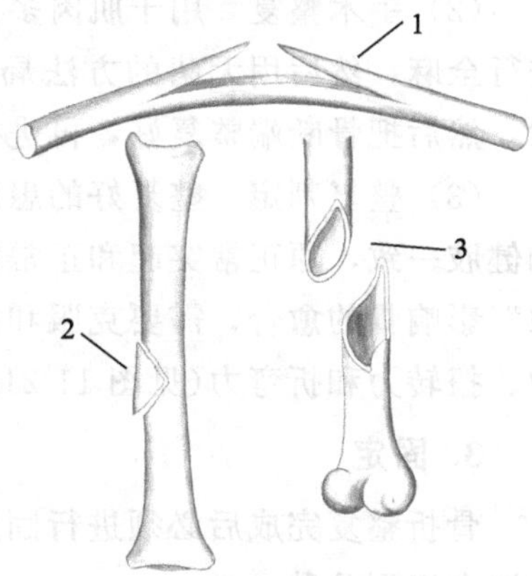

图 11-20　不同损伤程度的骨折
1—因屈曲导致部分骨折；
2—因屈曲导致骨碎片产生；
3—因扭转导致螺旋骨折

2. 全身症状

骨折后出现剧痛，有时易造成休克，开放性骨折易造成局部感染化脓，也易造成骨髓炎而出现明显的全身症状，如体温升高、精神沉郁、食饮欲下降等。

五、诊断

通过问诊、视诊和触诊就可确定。完全骨折容易确诊；不完全骨折诊断稍困难，手指压时有压痛线，但还需作辅助诊断。X 光检查：可正、侧位照相，诊断确实。叩诊法：主要用于髋骨，用叩诊锤叩击骨折一端，在另一端用听诊器听诊，如骨折，则出现钝、浊音或听不到，如没有骨折则出现清脆实音，叩诊时最好两侧对比。

六、治疗

1. 急救

多在骨折现场进行，用简单的方法保护骨折部位，防止伤口污染，避免骨折情况复杂化。非开放性骨折不要造成开放性的，开放性骨折不要加重软组织损伤及骨的错位和局部污染。首先要局部包扎，包扎可用绷带或干净的布块，包扎时应把骨折处的上下关节一起固定，包好后外面可用夹板，如没有夹板可用木棍、铁棍或树枝进行固定，然后用绳把固定物捆好，如有出血，可用绷带或绳在出血上端扎紧肢体，然后送到兽医院治疗。

2. 整复

整复就是把变位的骨整复到正常位置上，临床常用两种整复法。

（1）手法整复　此方法适用于闭合性骨折，而且是长骨和肌肉少的部位。整复前应先进行局部浸润麻醉或传导麻醉，整复的原则是“欲合先离，离而后合”。首先助手把骨的两断端拉开(可用手拉或拴绳拉)，术者按压揉捏骨断端，使之恢复正常位置，然后再进行固定。

（2）手术整复　用于肌肉多、手法整复困难和粉碎、开放性的骨折。整复前应进行全麻，然后用无菌的方法局部切开，暴露骨断端，去除坏死组织和粉碎的骨片，然后把骨断端整复好，再进行固定，最后闭合切口。

（3）整复判定　整复好的患肢(标准)：轴的方向应和原来的一致，肢的长短应和健肢一致，原正常突起和正常凹陷的部位都恢复原状。避免骨折断端产生的“内力”影响骨的愈合，需要克服和抵抗的 5 种“内力”分别为拉伸力、压缩力、剪切力、扭转力和折弯力(见图 11-21)。

3. 固定

骨折整复完成后必须进行固定，固定的好坏直接影响骨折的愈合。常用的固定方法有以下几种。

（1）外固定　外固定是指在骨折处皮肤外利用硬性包扎材料，如夹板绷带、石膏绷带、石膏夹板绷带、高分子绷带对患部进行包扎固定。外固定时需考虑是否有皮肤损伤或缝合，如果有，需要进行“开窗”处理，即将受损皮肤显露出来，以便于消毒换药等操作。如后肢跗关节包扎时，关节部位有两处进行开窗操作；前肢包扎，球节上方进行开窗，从而暴露部分皮肤(见图 11-22)。

（2）内固定　用手术方法切开皮肤，沿肌缝方向直达骨面，然后根据不同的骨折，用不同的工具进行固定。

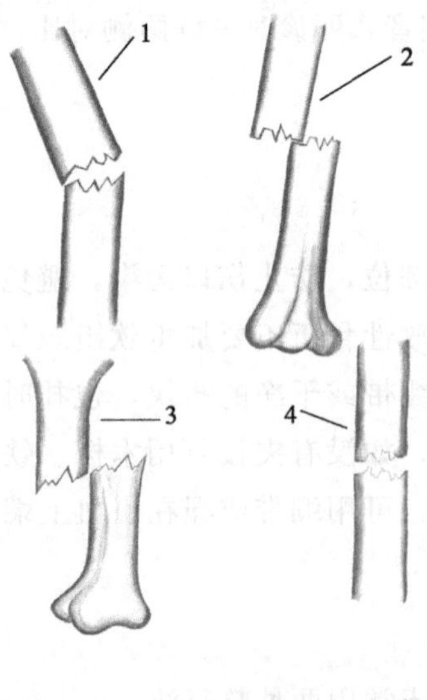

图 11-21　常见的几种骨折变位

1—角轴变位；2—横变位；

3—纵变位；4—纵向分离变位

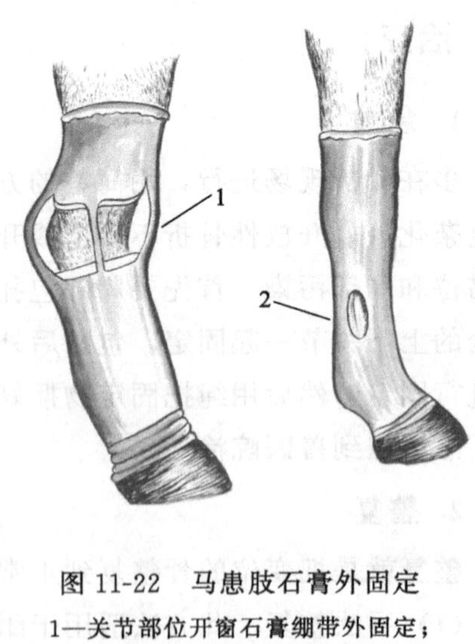

图 11-22　马患肢石膏外固定

1—关节部位开窗石膏绷带外固定；

2—患肢侧位开窗石膏绷带外固定

第十二章
运动神经麻痹

第一节　肩胛上神经麻痹

马的肩胛上神经麻痹又称肩膊、闪伤，多为使役和管理不当造成，是马属动物的常见病，也可发生于牛，多为一侧性。

一、局部解剖

肩胛上神经从臂神经丛分出后，进入肩胛下肌和冈上肌之间，绕过肩胛切迹，转向肩胛骨外，分布到冈上肌和冈下肌(见图 12-1)。

二、病因

肩胛上神经由于中枢原因而致麻痹者少见，多为外周性原因。在肩胛骨前缘下1/3 处，由于打击、冲撞、压迫，使神经遭到震荡、挫伤、牵引或断裂，会引起一时性麻痹或永久性麻痹。急速行进中骤停，倒马和保定时肩关节过度强力向后伸展，肢蹄嵌入洞穴中用力向外拔，肩胛骨骨折，肩胛骨有外生骨瘤，或肩部有新生物、脓肿、异物和深部创伤等，都可引起本病。

三、症状

站立时，患肢的功能障碍可能不明显，但由于神经麻痹后，冈上肌和冈下肌弛缓，肩关节失去了制止外展的肌肉，有时可能发现肩关节轻度外展，如果将对侧健肢提起，则患肢肩关节明显外偏。通过解剖可见神经麻痹使冈上肌、冈下肌出现肌肉无力，患病马患肢出现站立不稳、内收站立、运步障碍等症状。

运步时，患肢在负重的瞬间，出现明显的支跛，此时肩关节自胸廓偏离，在肩臂部形成沟状凹陷。这种症状从运动马的前方观察时很容易看到，软地、泥泞地运动，在“打圈运动检查”（即让患马做直径为10米左右的跑圈运动）时，如果跑圈时内侧腿为患肢，跛行可加重。肩关节失去了制止外偏的功能，患马站立时肩关节与胸壁离开而偏向外方，胸前出现手掌大小的凹陷，肘关节明显向外突出(见图12-1)。

肩胛上神经麻痹后，冈上肌和冈下肌很快出现萎缩，肩胛冈的轮廓清楚地露出。肩胛上神经不全麻痹时，出现的症状比较轻微，不容易识别。时间较久后，也可看到肌肉萎缩。诊断必须与冈下肌断裂相区别。

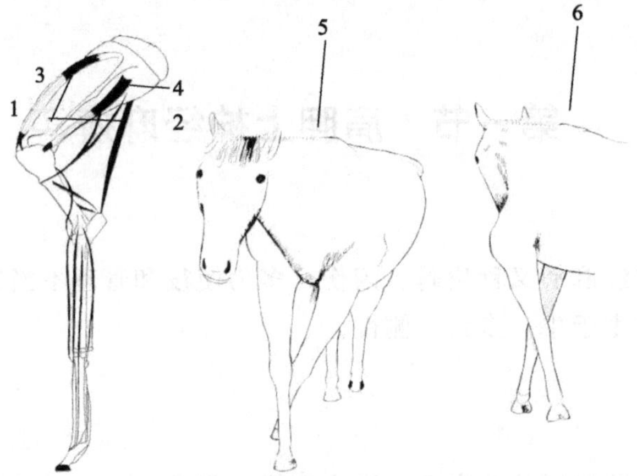

图12-1　肩胛上神经麻痹

1—臂神经丛；2—肩胛上神经；3—冈上肌；4—冈下肌；5—前望；6—后望

四、治疗

治疗原则主要是除去病因，促进神经功能的恢复，防止肌肉萎缩。病初应用温热疗法、外用消炎药物、超声波疗法等。对慢性病例可施行神经减压术，去除压迫神经的瘢痕组织，有些病例有效。为了兴奋神经，可用电针疗法，每次20min，一日2次。还可局部注射硝酸士的宁或维生素B_1。

第二节　桡神经麻痹

一、概述

桡神经麻痹比较多见，主要见于马属动物和牛。本病可分为全麻痹、部分麻痹，牛多发生部分麻痹。

二、局部解剖

桡神经按其功能属于混合神经。桡神经在臂部中央走入臂三头肌内侧支和外侧支之间，分出许多分支分布于臂三头肌，有的分支分布于肘关节囊、前臂筋膜张肌。在肱骨与肱肌内侧后缘通过肘关节的背侧面分为桡浅神经和桡深神经（见图 12-2）。

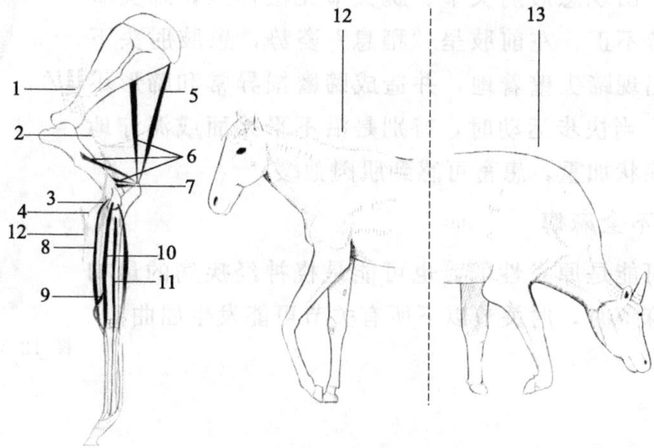

图 12-2　桡神经麻痹

1—臂神经丛；2—桡神经；3—桡深神经；4—桡浅神经；5—前臂筋膜张肌；6—臂三头肌；7—肘肌；8—腕桡侧伸肌；9—腕斜伸肌；10—指总伸肌；11—指侧伸肌；12—马桡神经完全麻痹；13—牛桡神经完全麻痹

三、病因

桡神经麻痹可分为外周性麻痹和中枢性麻痹。桡神经麻痹主要为外伤引起，发生部位多在肱骨外髁附近。动物长期横卧于手术台上或硬地上，而肢呈屈曲状态时容易引起桡神经麻痹。此外，肢压迫性缺血，有时也会出现桡神经麻痹症状。

四、症状

桡神经麻痹的临床症状决定于神经损伤的性质和程度。

1. 桡神经全麻痹

站立时肩关节过度伸展，肘关节下降，腕关节形成钝角，以蹄前壁着地。运步时，患肢各关节伸展不充分或完全不能伸展，因而患肢不能充分上举，前伸困难，蹄尖曳地而行，向前伸展不足，步幅缩小。本病负重虽然不完全，但人为地对腕关节、球节给与向下压力，强行使其负重，患肢可勉强着地。快步运动时，患肢功能障碍加重，不可能负重。触诊臂三头肌及腕、指部伸肌时，都可感到肌肉弛缓。针刺皮肤可见感受性降低，1～2 周后，上述肌肉可出现萎缩。

2. 桡神经部分麻痹

桡神经部分麻痹时，主要影响支配桡腕伸肌和指伸肌的深支。站立时看不出异常，但沿平地运动时可见腕关节和指关节伸展困难。出现患肢肘关节、腕关节无法伸展，蹄尖着地等症状。姿势不正、左前肢呈“稍息”姿势，患肢肘头下降，患肢经常出现蹄尖壁着地，并造成蹄磨损异常和蹄形不正(见图 12-3)。当快步运动时，特别是沿不平路面或泥泞地运动时，上述症状加重，患畜可感到肌肉弛缓。

3. 桡神经不全麻痹

不全麻痹可能是原发性的，也可能是桡神经疾病的最初症状。当不全麻痹时，肘关节以下所有关节可能发生屈曲。

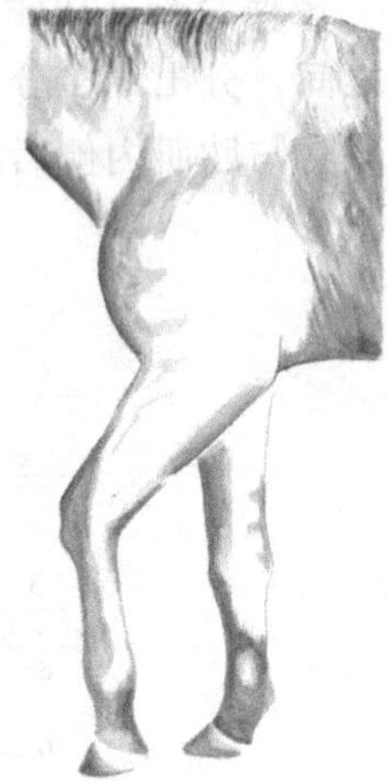

图 12-3　马桡神经麻痹

五、治疗

将患马吊于柱栏内，并尽可能使患肢负重，按摩弛缓的肌肉。臂三头肌扎入一针，前臂部前面再扎入另一针，进行电针治疗。还可局部注射硝酸士的宁或维生素 B_1。

第三节　坐骨神经麻痹

坐骨神经麻痹是由于坐骨神经受到损伤，致使其所支配的肌肉群功能发生障碍的一种疾病。牛和马都可发生坐骨神经麻痹。

一、局部解剖

坐骨神经是由第六腰神经，第一、第二、第三(有时）荐神经共同组成的混合神经，是荐神经丛中最粗大的神经，出骨盆腔后分成两支，即胫神经和腓神经。

二、病因

分为中枢性麻痹和外周性麻痹两类，前者多因脊髓创伤和中毒造成。传染性疾病，以及椎管内有压迫性病变，可引起坐骨神经麻痹症状。外周性麻痹，多因神经干的损伤、压迫，或过度牵引造成。如骨盆骨骨折、骨盆部透创、有关肌肉深部形成脓肿或深部异物，肢过度牵引、牛产后截瘫、动物突然向后呈坐姿性倒地都可引起坐骨神经的麻痹，分娩过程也可引起神经损伤。

三、症状

除了膝关节伸肌和髋关节的屈肌外，后肢几乎所有的运动和感觉都由坐骨神经支配。中枢性坐骨神经麻痹时，患畜常常倒卧不起，后肢几乎所有感觉都消失。当神经干受到损伤和压迫引起坐骨神经外周性麻痹时，可见胫神经或腓神经麻痹的症状。

后肢处于无力状态，并且不能行使其功能，患肢的髋关节、膝关节和跗关节被动伸直，患病动物患肢飞节伸展、球节高度屈曲、蹄尖着地（见图 12-4）。股神经支配的股四头肌收缩时，肢向前运步是被动的拖曳前进，趾关节屈曲，跟腱弛缓，动物向后运动困难。坐骨神经麻痹后，很快出现股后肌群的萎缩。中枢性坐骨神经麻痹预后不良，外周性坐骨神经麻痹预后可疑。

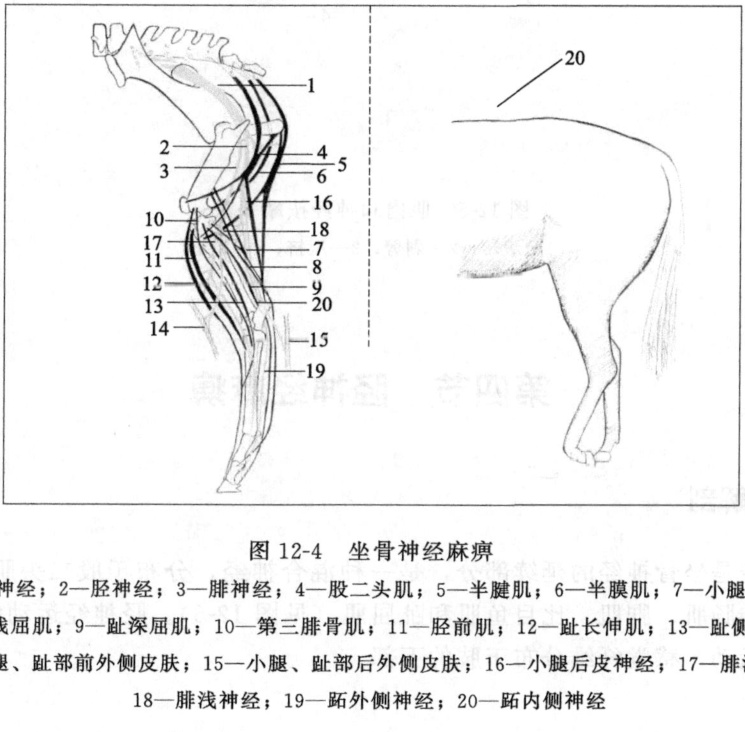

图 12-4　坐骨神经麻痹

1—坐骨神经；2—胫神经；3—腓神经；4—股二头肌；5—半腱肌；6—半膜肌；7—小腿三头肌；8—趾浅屈肌；9—趾深屈肌；10—第三腓骨肌；11—胫前肌；12—趾长伸肌；13—趾侧伸肌；14—小腿、趾部前外侧皮肤；15—小腿、趾部后外侧皮肤；16—小腿后皮神经；17—腓深神经；18—腓浅神经；19—跖外侧神经；20—跖内侧神经

四、治疗

坐骨神经麻痹时，护理很重要。将患畜放在垫有较厚的松软褥草上，防止起立活动，以免引起进一步的组织损伤和并发症，每日进行电针刺激疗法，使肌肉被动

收缩，促进其功能恢复，并防止肌肉萎缩。肌内注射维生素 B_1，每次 500～1000 毫克。对神经支配的肌肉进行按摩。按摩手法有常见的“滚转”“剁劈”“压挤”“拳击”四种手法(见图 12-5)，通过本操作，可用于治疗运动系统、神经系统及软组织损伤等疾病，起到了舒筋活血，滑利关节，缓解肌肉、韧带痉挛，松解粘连，增强肌肉、韧带活动能力，促进血液循环及消除肌肉疲劳的作用。

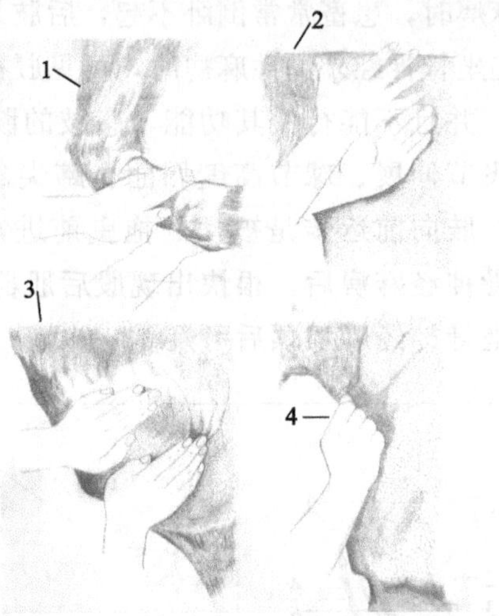

图 12-5 肌肉和神经按摩手法

1—滚转；2—剁劈；3—压挤；4—拳击

第四节 胫神经麻痹

一、局部解剖

胫神经是坐骨神经的延续部分，是一种混合神经，分布于股二头肌、半腱肌、半膜肌、腓肠肌、腘肌、比目鱼肌和趾屈肌（见图 12-6)。胫神经运动纤维可支配以上肌肉运动，感觉纤维分布于肢的下部。

二、病因

常见于胫神经的牵引、损伤和压迫。

三、症状

胫神经麻痹时，其所分布的肌肉呈弛缓状态并失去功能。驻立时，可见跗关节、球节及冠关节皆屈曲，病肢稍伸出于前方，以蹄尖壁着地。患肢能够驻立并能负担体重，这是因为跟腱还可以固定跗关节，股四头肌和股阔膜张肌还可以固定膝关节。运步时，由于髂腰肌的作用，肢可提得很高，所有关节高度屈曲。该病在马上多表现为跗关节向前伸展、蹄尖向前着地；该病在牛上多表现为跗关节向后屈曲、蹄尖向后着地(见图 12-6)。快步行进时，则出现障碍。胫神经麻痹后，相关肌肉很快发生萎缩，可看到股部和臀部两侧明显不对称。

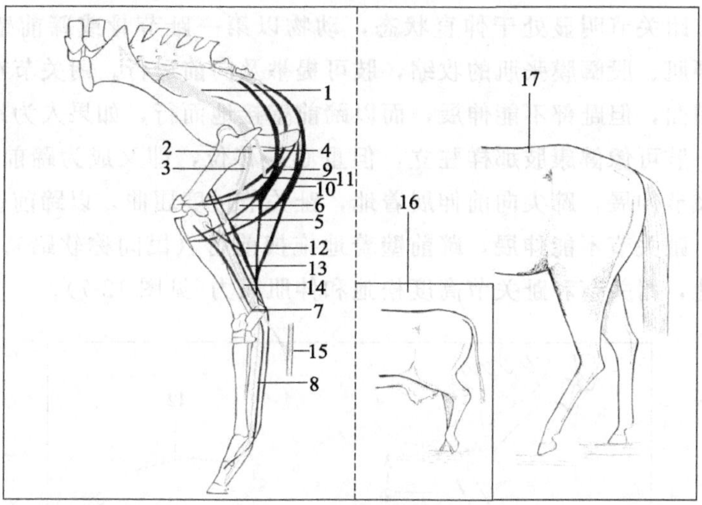

图 12-6　胫神经麻痹

1—坐骨神经；2—胫神经；3—腓神经；4—胫神经近侧肌支；5—胫神经远侧肌支；6—小腿后皮神经；7—趾内侧神经；8—趾外侧神经；9—股二头肌；10　半腱肌；11—半膜肌；12—小腿三头肌；13—趾浅屈肌；14—趾深屈肌；15—跗部、趾部后外侧皮肤；16—牛左后肢麻痹；17—马左后肢麻痹

四、治疗

每口进行电针刺激疗法，使肌肉被动收缩，促进其功能恢复，并防止肌肉萎缩。肌内注射维生素 B_1，每次 500～1000 毫克。对神经支配的肌肉进行按摩。

第五节　腓神经麻痹

一、局部解剖

腓神经从坐骨神经分出，与坐骨神经并行向下，至腓肠肌的起端。腓神经走向前外方，在股二头肌覆盖下，经腓肠肌外侧面、趾侧伸肌起始部，分为腓浅神经和腓深神经两支。腓深神经深入于趾长伸肌和趾侧伸肌之间(见图 12-7)。

二、病因

腓神经受到牵引、压迫和受到直接损伤。

三、症状

驻立时，跗关节明显处于伸直状态，动物以第一趾节骨或蹄前壁着地。运步时，由于髂腰肌、股阔膜张肌的收缩，肢可提举及向前运行。跗关节在膝关节作用下可被动地屈曲，但趾部不能伸展，而以蹄前壁接地而行，如果人为地将趾部摆好并用手固定，肢可像健康肢那样驻立，但重心一移位，即又成为蹄前壁着地状态。患病马患肢飞节伸展，蹄尖向前伸展着地，趾关节过度屈曲，以蹄前壁着地，患肢提举伸扬时，趾关节不能伸展，蹄前壁着地拖拽前行（民间称软蹄）；患牛飞节屈曲，蹄尖着地，跗关节和趾关节高度松弛和伸肌无力(见图 12-7)。

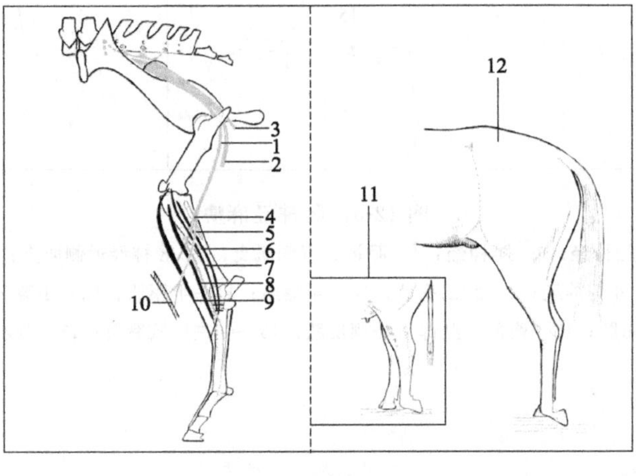

图 12-7　腓神经麻痹

1—腓神经；2—胫神经；3—胫神经近侧肌支；4—腓深神经；5—腓浅神经；6—趾侧伸肌；7—第三腓骨肌；8—胫前肌；9—趾长伸肌；10—小腿、跖部前外侧皮肤；11—牛左后肢麻痹；12—马左后肢麻痹

四、治疗

每日进行电针刺激疗法，使肌肉被动收缩，促进其功能恢复，并防止肌肉萎缩。对神经支配的肌肉进行按摩。注意预防蹄前壁部蹄冠的损伤，如已发生损伤，注意及时治疗，使趾关节保持伸展状态，防止蹄冠部受到损伤，或装石膏绷带，使趾关节保持伸展状态。

第六节　股神经麻痹

一、局部解剖

马股神经属外周神经，是由第三、四、五和六腰神经组成的混合神经，其运动纤维分布于股四头肌、腰肌、髂肌、缝匠肌和股薄肌等肌肉，并支配股部、胫部和跖部内侧面的肌肉和控制膝关节的伸展，腰肌、髂肌、参与肢体向前运动，缝匠肌与股薄肌控制肢体内收运动。

二、病因

某些疾病或受到外力打击、压迫牵引及切割等而使股神经发生损伤时，都可导致其传导功能减弱或丧失，从而引起股神经支配的组织出现运动障碍，并表现出跛行。

三、症状

通常情况下，单纯性一侧股神经不全麻痹的病马较多，股神经传导功能丧失的完全麻痹者较少见。病畜的精神状态、食欲、呼吸和体温等一般无明显改变，但是由于患侧股神经所支配的相关肌束变得松弛、软弱，弹性降低或丧失，以致很快发生萎缩，所以肢体常出现不同程度的功能障碍。病畜站立时，患肢以蹄尖着地，膝关节及其以下各个关节呈现半屈曲肢势，以减轻负重。患马运动时，患肢提举伸扬动作缓慢，并且向外划弧，患肢落地时，膝关节和跗关节随即屈曲，呈现典型的疼痛性支跛表现。有些病程较长的马，患肢股部、胫部、跖部内侧面皮肤的疼痛反射减弱或消失，进而出现患肢股四头肌等肌肉发生萎缩，如果患马为役用马，预后较差(见图 12-8)。

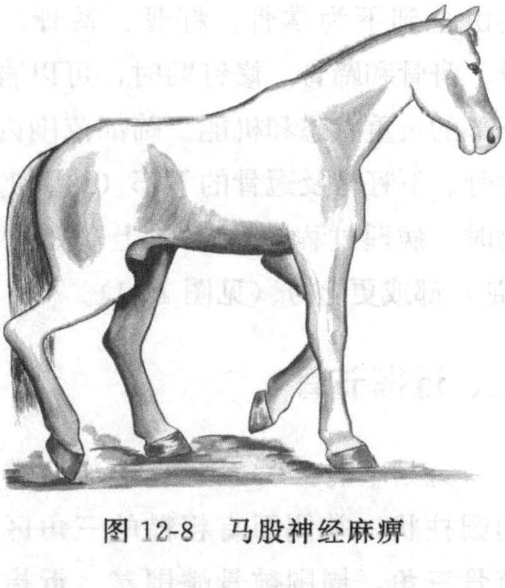

图 12-8　马股神经麻痹

四、治疗

针灸和穴位注射疗法效果很好，所取的穴位有百会、会阳、环中、环后、邪气、汗沟、仰瓦、牵肾等。每日进行电针刺激疗法，使肌肉被动收缩，促进其功能恢复，并防止肌肉萎缩。肌内注射维生素 B_1，每次 500～1000 毫克，并对神经支配的肌肉进行按摩。

第十三章

马蹄解剖

第一节　蹄部骨组织解剖

一、马腿下部骨骼

由上到下为系骨、冠骨、蹄软骨和蹄骨。侧望由上到下为掌骨、籽骨、系骨、冠骨、蹄软骨、舟骨和蹄骨。修钉蹄时，可以直接影响四肢下部的负重状态和机能。蹄部范围内的骨骼仅有蹄骨、下籽骨及冠骨的下部（约下 1/2）。蹄部患病时，病理过程也往往向上蔓延，直到整个指（趾）部或更上方（见图 13-1）。

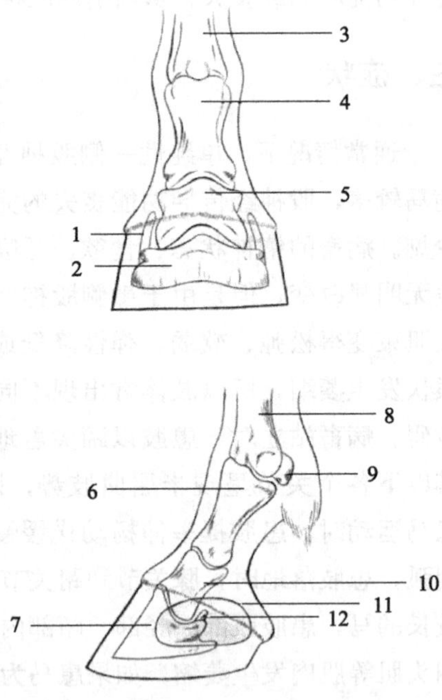

图 13-1　蹄部骨骼前望与侧望图

1，11—蹄软骨；2，7—蹄骨；3，5，8，10—管骨；4，6—系骨；9—种子骨；12—舟骨

二、近指节骨

近指节骨又称系骨，形成背掌侧方向紧压的圆柱状，掌侧面有粗糙的三角区，又称近指节骨三角，周围被骨嵴围着。近指节骨的近端有关节面（关节凹），被矢状沟分成一个较大的内侧窝和一个较小的外侧窝。远端的滑车与中指节骨近端的关节面相适应。

三、中指节骨

中指节骨又称冠骨，结构与近指节骨非常相似。背侧关节腔被矢状嵴分为两个关节窝，用来与近指节骨远端的滑车相对应。它的背侧缘升高形成伸肌突，掌侧缘变厚成为一个横向突出的屈肌粗隆。

四、远指节骨

远指节骨又称蹄骨，由内侧蹄软骨和外侧蹄软骨附在两边，远籽骨位于中指节骨和远指节骨之间的掌侧面。

五、远籽骨

远籽骨又称舟骨，呈舟状，它有一平直的近缘和一隆凸的远缘。远缘通过一条强大的韧带与远指节骨相连。远籽骨背侧舟状关节面的掌部与远指节骨的远侧面互补。远籽骨的掌侧面覆盖有纤维软骨（远纤维软骨板），有利于指深屈肌腱从其表面通过。

六、蹄软骨

远指节骨的内侧蹄软骨和外侧蹄软骨是纤维软骨板，纤维软骨板延伸了两侧的掌内侧突和掌外侧突。远轴面凸起，轴面则凹陷。蹄软骨远侧近半部被包在蹄中，但蹄软骨近缘延伸达中指节骨中部。

第二节　蹄的基本结构

一、大体解剖

马蹄部的解剖学构造比较复杂，是由角质、真皮、皮下组织、骨骼、关节、韧带、血管和神经等组成。其中角质、真皮和皮下组织由于特殊变异，在组织学结构方面与其他组织有很大差异（见图 13-2）。

二、蹄骨解剖

马指（趾）部骨骼简化成一个指（趾），即马蹄的第 3 指（趾）。一些马出生时可能会多出第 2 或第 4 指（趾）（多指畸形），但通常比主指短且不与地面接触。骨骼简化成一种承重结构，使第 3 趾承担了巨大的机械力。马必须具有完整、良好的蹄。

三、马驹蹄骨

刚出生小驹的蹄呈两侧对称，并且 4 个蹄的形状也完全一样。成年马蹄的形状则出现了明显的差异，这是由于运动时作用于蹄上的力量不同导致的结果。小驹出生后，蹄的变化立刻有所体现；几个月后，在单独的标本上就很有可能区分前肢与后肢、左肢与右肢。限制青年马的运动通常会导致蹄的畸形。

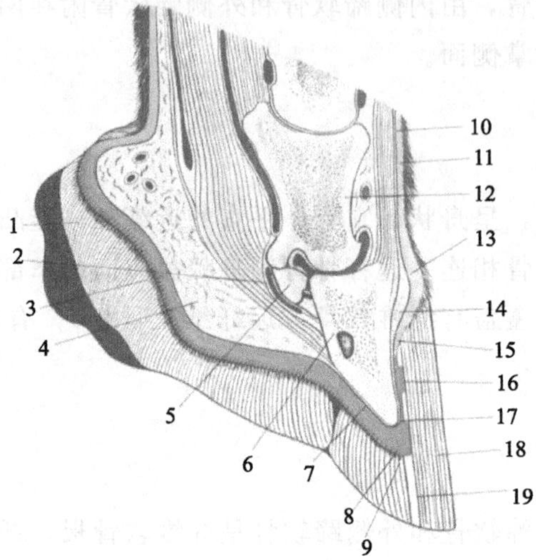

图 13-2　马蹄的纵切面示意图

1—蹄叉；2—舟骨黏液囊；3—趾枕皮基部及乳头；4—趾垫；5—舟骨；6—第三趾骨；7—骨膜；8—蹄底皮基部；9—蹄底；10—皮下层；11—皮基部；12—第二趾骨；13—蹄冠皮基部及乳头；14—蹄缘皮下层及蹄冠皮下层；15—蹄冠皮基部；16—皮基部小叶；17—骨膜；18—蹄壁；19—白线

第三节　蹄壁解剖结构

一、蹄壁大体解剖

蹄壁上接被毛皮肤，下至接触地面的蹄壁负缘。蹄壁分为蹄尖壁、蹄侧壁和蹄踵壁。蹄底即蹄的接地面，前蹄呈钝卵圆形，后蹄呈尖卵圆形。蹄底是蹄接触地面担负体重的部分，也是蹄铁的附着部位。蹄底由蹄壁底缘、白线和蹄底外围部分共同构成（见图 13-3）。

二、蹄底解剖

蹄底宽度没有具体标志，一般为蹄壁厚度的两倍，蹄铁的宽度就是根据这一要求设计的。因此蹄铁一定不能过窄，如过窄则不能全部托负蹄负面，势必加大对蹄负面角质部分的压强，损坏蹄匣的完整性，影响正常负重。

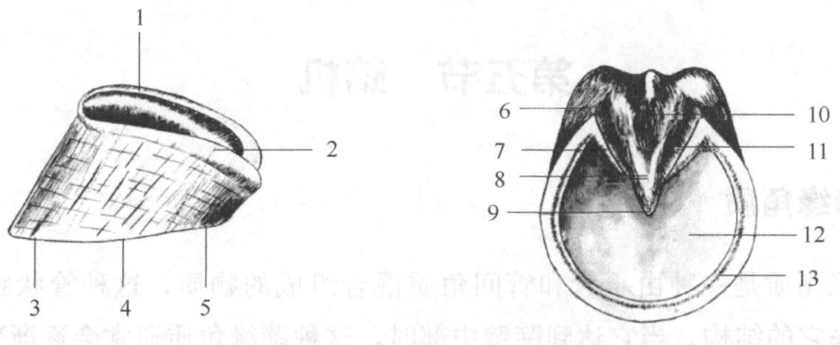

图 13-3　马蹄壁的解剖结构

1—角小叶；2—蹄冠带；3—蹄尖；4—蹄侧；5—蹄踵；6—蹄支角；7—蹄支；8—蹄叉；9—蹄叉尖；10—蹄叉中沟；11—蹄叉侧沟；12—蹄底；13—白线

第四节　肉蹄解剖结构

肉蹄（去掉蹄匣）由肉缘、肉冠、肉壁肉底和肉叉组成（见图 13-4）。

一、蹄缘部

蹄缘部为几毫米宽的一条环带，处于有毛皮肤的远侧并一直延伸到掌（跖）侧的蹄踵球。蹄缘部的皮下组织特化形成膨大的缘枕，在跖侧与蹄踵球相连接。真皮表面布满颗粒状、几毫米长的纤细乳头（真皮乳头）。蹄缘部的表皮构成了蹄壁外层，它在蹄冠附近形成一条柔软的橡胶样角质带。

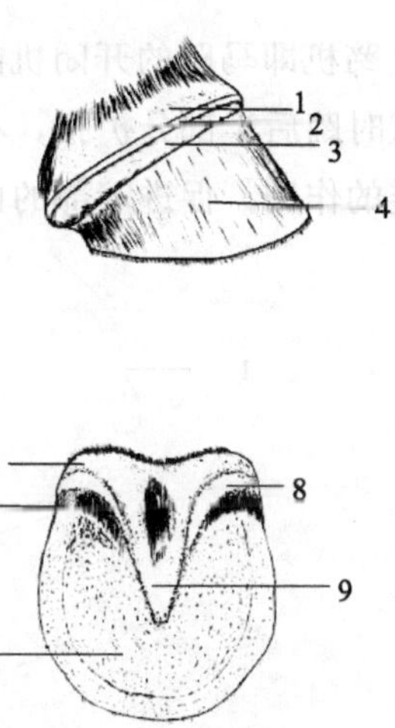

图 13-4　马肉蹄解剖结构

1—皮肤；2，5—肉缘；3，8—肉冠；4，6—肉壁；7—肉底；9—肉叉

二、蹄冠部

蹄冠部组成了一条环带，可达 15mm 宽，位于蹄缘部的远侧。其下面的皮下组织（冠皮下组织）增厚形成冠枕，是蹄冠的膨胀部位。蹄冠真皮形成大量长约 8mm 的乳头，并且排列成行，伸向远侧。蹄冠表皮可产生一种典型小管状组织的角质，厚达 1.2cm，并且以平行于远指节骨壁面的方向逐渐向远侧承重边缘（蹄底缘）生长。冠角质有很强的抗压和抗紧张作用，并且形成蹄壁中层。

第五节　蹄机

一、马蹄蹄缘角质

马蹄蹄缘角质是一种由小管和管间角质混合组成的物质，这种管状物质在蹄壁远侧处会失去它的结构。当它达到蹄壁中部时，这种蹄缘角质通常会逐渐减少。蹄缘角细胞和它的膜被物质能够结合水，以便蹄缘充当一个液体贮存器，以保证其下的冠角质湿润和富有弹性。这种膜被物质的脂类成分有效阻止了角质吸收和散失太多的水分。冠角质根据不同类型的角质小管还可细分为外层、中层和内层。外层横切面主要由椭圆形角质小管组成。外层和中层内形成小管的角细胞排成几层，类似于洋葱的结构。为这种结构的排列提供了最大抵抗力。内层的冠角质由圆形小管组成，小管的皮质包含大量纺锤状的角细胞，这种排列对远端的冲力具有抵抗作用，充当减震器。内层和中层交界处，两种不同角质类型接合，由于蹄壁的裂缝易感染疾病。

二、蹄机

蹄机即马蹄的开闭机能。在马蹄负重和不负重时，蹄的后半部分呈现开闭现象。负重时蹄后半部分扩张，不负重时恢复原状。这个往复变化，能够很好地达到缓冲和减震的作用，促进蹄部的血液循环，使肢蹄关节伸屈灵活，运步轻快（见图 13-5）。

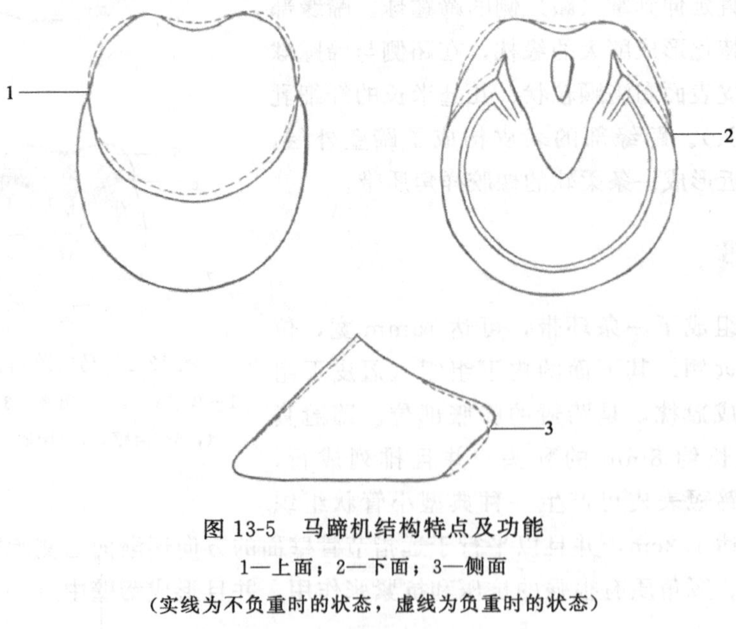

图 13-5　马蹄机结构特点及功能

1—上面；2—下面；3—侧面

（实线为不负重时的状态，虚线为负重时的状态）

蹄机开闭的不同状态具有其生理作用，即促进血液循环、促进马蹄角质的生长、缓解地面的冲击力、保护肢蹄和防滑、使关节屈伸灵活、运动轻快。但在装钉蹄铁后，对蹄机的功能有一定的限制，在装钉蹄铁时应避免妨碍蹄机的正常功能（图 13-6）。

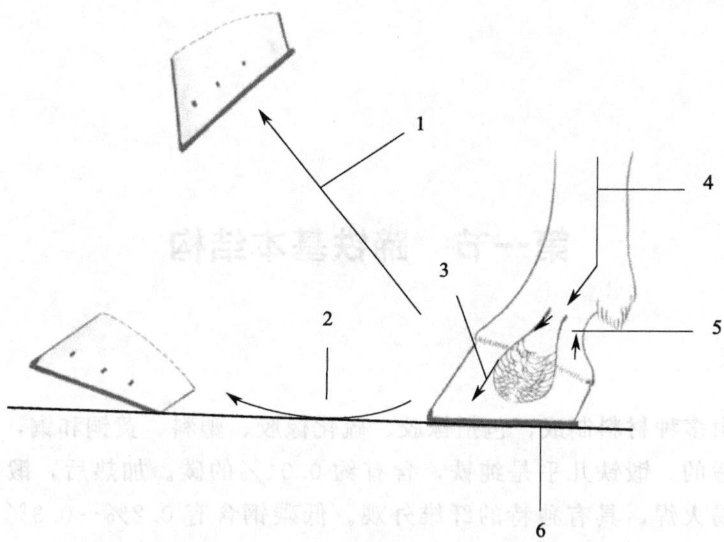

图 13-6　蹄开闭机能的示意图

1—运步轻快；2—防滑走；3—促进马蹄角质生长；4—便于肢各关节屈折；5—促进血液循环；6—减少地面反冲力

第十四章
蹄铁打造

第一节　蹄铁基本结构

一、马蹄铁

马蹄铁由多种材料制成，包括橡胶、硫化橡胶、塑料、黄铜和铜，但锻铁和低碳钢是最合适的。锻铁几乎是纯铁，含有约 0.04%的碳。加热后，锻铁很容易加工，也很容易火焊，具有独特的纤维外观。低碳钢含有 0.2%～0.3%的碳，当它被加热时，会变得有延展性和可塑性，如果迅速冷却，会变硬变脆。低碳钢可以火焊，但不如锻铁容易被火焊，并且容易断裂。低碳钢在冷却时比熟铁更难锻造。但低碳钢比熟铁更稳定、更便宜、更容易加工，现在被普遍使用。扁低碳钢筋和凹形填充低碳钢筋是制造马蹄铁的两种常用材料。铝合金的密度约为钢铁的 1/3，当需要一双不会遭受大量磨损的轻便鞋时，会使用铝合金。

二、分类

蹄铁的形状根据马匹前、后蹄负面的外形和特点，可分为前蹄铁和后蹄铁（见图 14-1）。马的前蹄铁为钝卵圆形，横径最广部在两蹄铁两侧的中部，前蹄铁比后蹄铁稍大。马的后蹄铁为尖卵圆形，横径最广部在两铁支的后 1/3 与中 1/3 的交界处。

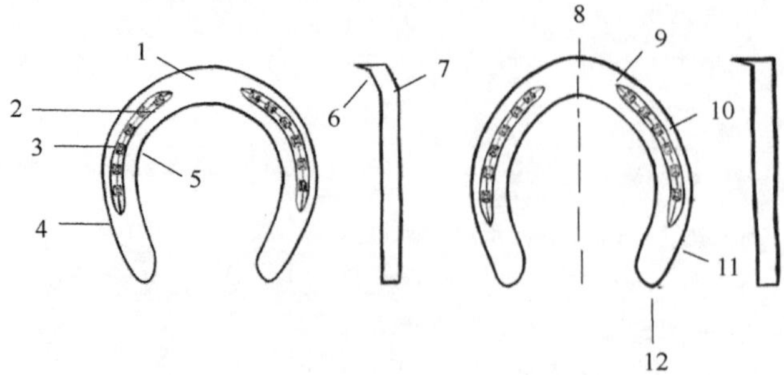

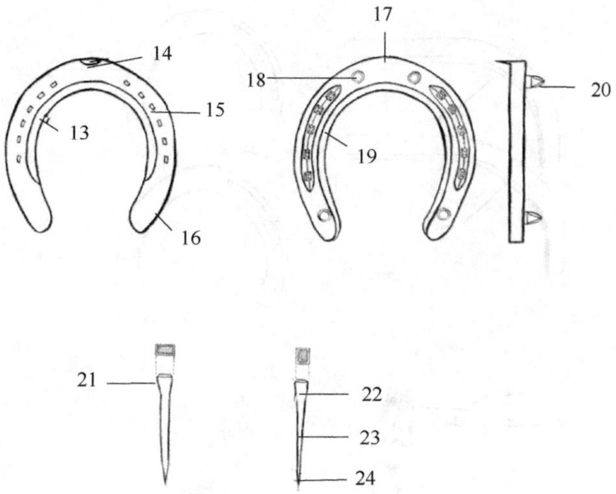

图 14-1　蹄铁及蹄钉基本构造

1—前普通蹄铁接地面；2—钉孔；3—沟；4—外侧；5—内侧；6—蹄唇；7—上弯；
8—后普通蹄铁接地面；9—铁头；10—铁侧；11—铁尾；12—铁尾端；
13—斜面；14—铁唇；15—钉孔；16 接蹄面；17—冰上蹄铁；18—螺旋孔；
19—除雪面；20—防滑钉；2—蹄钉；22—钉头；23—钉身；24—钉尖

冰上蹄铁较普通蹄铁增加了装防滑钉的螺丝孔，需要时可直接将防滑钉拧到螺丝孔上。

第二节　造蹄铁——蹄钉槽

将已弯曲的铁支转向左方，用小火钳夹住未弯曲铁支的内面，平放在铁砧面上，右手持沟錾，先将錾柄上举，使錾刃的前方尖端置于适当位置，用大锤的球面轻打錾顶一、二下，然后将錾柄放平锤打，再将錾柄上举并后移小半个沟錾的距离，恢复水平锤打，如此反复上下运动，向后移动沟錾，由铁尾部逐渐印到铁头部，同时持钳的左手应随着印沟的部位，将铁支向右方逐渐移动。相反，持沟錾的右手则应同时向左方移动，打到铁头部适当部位时，将錾柄下压，锤打一、二下即停（见图 14-2）。

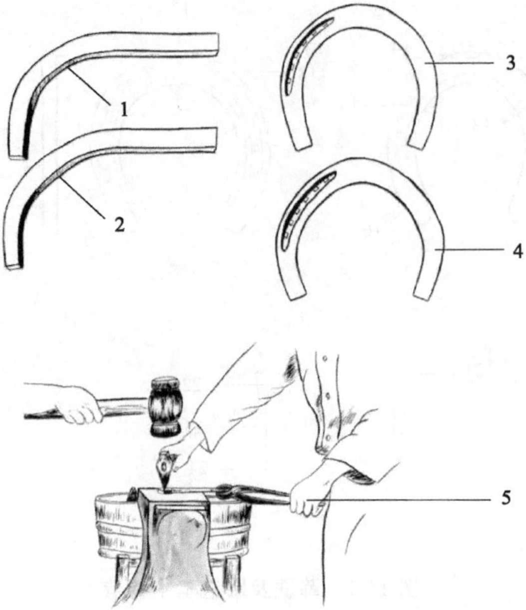

图 14-2　造蹄铁——蹄钉槽制作方法

1—前蹄铁弧形；2—后蹄铁弧形；3—前蹄铁；4—后蹄铁；5—印沟时印沟錾的把握法

第三节　锻手和大锤手配合方法

大锤手应与锻手密切配合，根据锻手的动作和锻件的要求，合理应用大锤锤打锻件的各个部位。大锤手的位置，应站在铁砧的外侧与锻手相对，左脚在前，右脚稍退后方，左手掌心向上握住锤柄的末端，右手掌心向下握住锤柄的中部或稍前方。运锤时，应半弯腰，锤柄末端应位于右腋下，锤头呈弧线上下运动。下锤时要运用锤的惯性作用，抬锤时要利用锤的反冲作用，这样可以减少疲劳。在交互锤打时，要掌握一定的频率，以防止与手锤发生冲突或误打砧面，使锤头反跳发生危险。大锤手必须按照锻手的引导进行操作，下锤要平，轻重要适当，延长铁杆和锤打各种錾类时，要用大锤的球面；使锻件平坦光滑要用大锤的平面。听到停止口令时，应立即停止锤打。大锤手应经常检查锤头，防止锤头脱落发生危险（见图 14-3）。

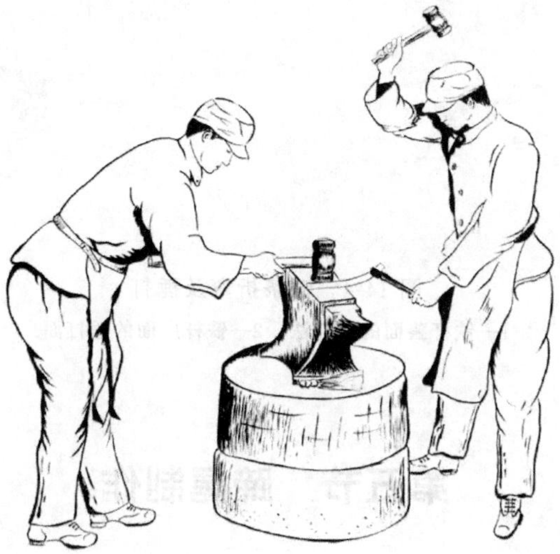

图 14-3　大锤手应与锻手配合方法（锻手及大锤手的姿势）

第四节　折弯钢条

一、切割正确长度的钢筋

测量修剪后的宽度以及从蹄踵中心到任一蹄尾的长度。通常每个蹄铁的长度是相同的，但如果有差异，则取平均值。对于更长或更合身的蹄铁，需要更多的杆。计算所需金属的另一种方法是使用卷尺，测量周长需从一个蹄尾开始到另一个蹄尾。将要使用的钢条的宽度减去 3/4，即可得到所需的长度。

二、标记中心点

通常采用三折法，铁砧面上的锉刀向下完全平衡。当平衡时，从上方用锤子的圆形表面击打会导致锉刀的边缘在地面的中心标记出中心点。

三、制作蹄踵

蹄铁是成对的，或者一套四只。铁条被放置在向下燃烧的火中，以免积聚污垢。将杆放在铁砧的喙上，用转动锤的圆面在内侧边缘上重叠击打，直到形成所需的脚趾曲线。钳子以直角夹住棒材，钳子手柄牢牢抓在手中（见图 14-4）。钢条需折弯呈 90°。

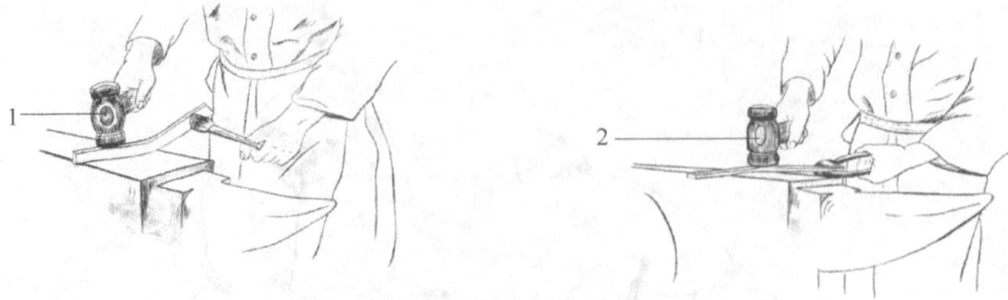

图 14-4　钢条折弯及捶打

1—铁杆狭面的捶打法；2—铁杆广面的捶打面

第五节　蹄尾制作

用钳子夹住铁条的铁尾部，使其与外支成一条直线。蹄尾在铁砧的远端或硬质合金孔的近端进行加工，使蹄尾成形。用锤子获得一个完整的坡度，此时就需要用锉刀去除多余的金属。最后，使用大锤击打铁尾錾来切断多余的铁尾（见图 14-5）。

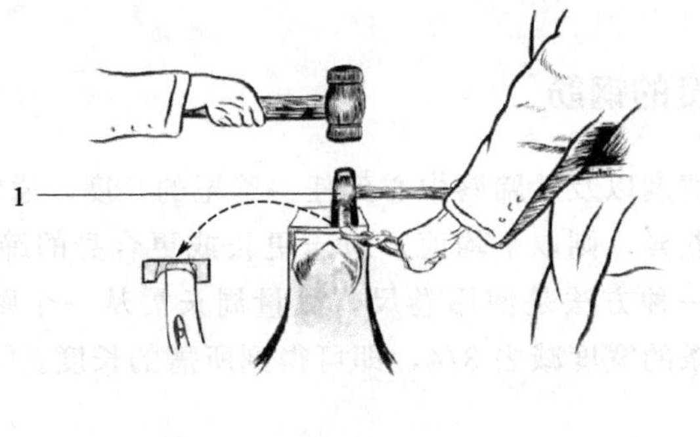

图 14-5　手工切断蹄铁铁尾

1，2—用铁尾錾切断铁尾的方法

第六节　蹄铁侧枝折弯

前后蹄铁的弯曲是不同的。折弯时需要对蹄铁进行加热，如果铁条开始扭曲变形，应在继续折弯操作之前将其砸平，并在弯曲完成后再次调平。弯曲前蹄铁时，将铁尾的外面抵于铁砧面上，与铁砧面呈 45°角，用手锤的球面距离铁尾端约一手锤面处，轻打一、二锤，再继续将铁支的中央打成半弧形。弯曲后蹄铁时，用手锤的球面在铁支的后 1/3 处，轻打一、二锤，使铁尾部弯曲，再渐次轻打铁支的中部，使之轻微弯曲，打到铁头部时，持钳的左手将铁杆向上举，用力锤打铁头部的内侧，使铁头的内侧面变成明显的弯曲（见图 14-6）。

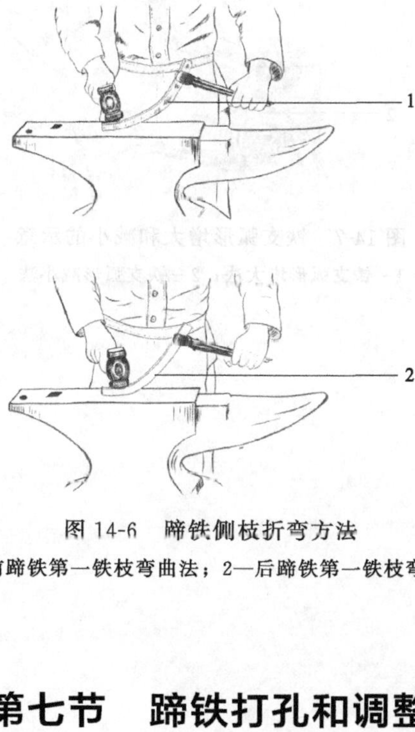

图 14-6　蹄铁侧枝折弯方法

1—前蹄铁第一铁枝弯曲法；2—后蹄铁第一铁枝弯曲法

第七节　蹄铁打孔和调整

铁杆应处于红热状态，这是冲压和撬开钉孔的理想状态。

最后，需调整蹄铁弧度。弧形增大，钳夹需要夹持增大铁支部位的稍后方，将欲增大弧形的部位抵于铁砧角上，持钳的左手向下压，使铁支在铁砧角的前方出现空隙，在此空隙的上部进行锤打，铁支的弧形即可增大。弧形减小，钳夹需要减小弧形铁支的后方或对侧铁支，将欲减小弧形部位的前方抵于铁砧角上，持钳的左手稍向上举，使铁支与铁砧角的后方出现空隙，在此空隙的上部进行锤打（图 14-7）。

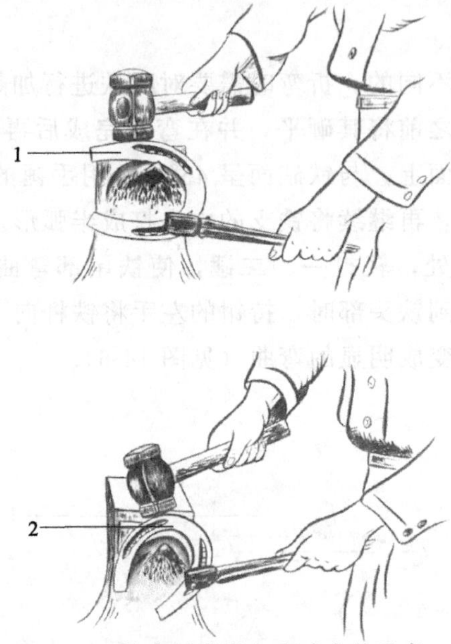

图 14-7　铁支弧形增大和减小的示意

1—铁支弧形增大法；2—铁支弧形减小法

第十五章
装蹄判断

第一节　装蹄判断

一、肢势判断

肢势判断取决于马骨骼的长度以及它们在关节处相互形成的角度。肢势直接关系到马的体重分布及其动作。马的肢势关系到是否正确地修剪它的蹄子或选择合适的蹄铁。

二、装蹄判断

马可能有完美的肢蹄构造，但如果蹄子的外侧比内侧长，它将变成蹄部外翻的姿势。须在马匹静止和运动时进行检查。首先，马匹应站在水平面上进行正面、侧面和背面检查。接下来，为了检测步态的异常，必须从观察者身前沿直线来回行走。最后，进行快步检查，以确保没有发生跛行。

三、整体判断

马的肢势与蹄形既互相依赖、互相联系，又互相影响。一般是肢势决定着蹄形，有什么样的肢势就有什么样的蹄形，肢势正，蹄形也正，肢势发生变化，蹄形及步样也随之改变。但是在一定条件下，蹄形也可以影响肢势，蹄形发生变化也能引起原肢势发生改变。例如，若装蹄、削蹄失宜，使蹄形或蹄负重状态发生改变，肢势也会发生相应的变化，久之可引起某些肢蹄疾病的发生。因此，在装蹄时要求对肢势和蹄形进行细致的检查判断，以采取正确合理的削蹄和装蹄操作。

第二节　装蹄判断——站立检查

一、概述

站立检查时先将马匹牵于平坦的硬地上，使其四肢呈自然负重状态，检查者距离马匹约 3～5m 处，以前望、侧望和后望的顺序进行检查（见图 15-1）。

二、驻立视诊

驻立视诊时，人距离马匹距离 1 米以外，人围绕马匹观察。从蹄到肢的上部，或由肢的上部到蹄，从头到尾仔细地反复地观察比较，并做对称性比较观察。先看姿势和负重，再看局部有无外伤、肿胀。当动物患病时，为了减轻负重，病肢表现前伸后蹲，内收外展等。在正常环境下，前肢承重是均等的，而且是垂直着地。

三、局部观察

对于后肢来说，左右转移负重十分正常。如果马连续休息一后肢，并拒绝使用该肢负重，需要考虑该后肢跛行的可能性。观察蹄时，要注意是否出现异常磨损、蹄壁开裂、马蹄不平衡、蹄球萎缩等情况（见图 15-2）。

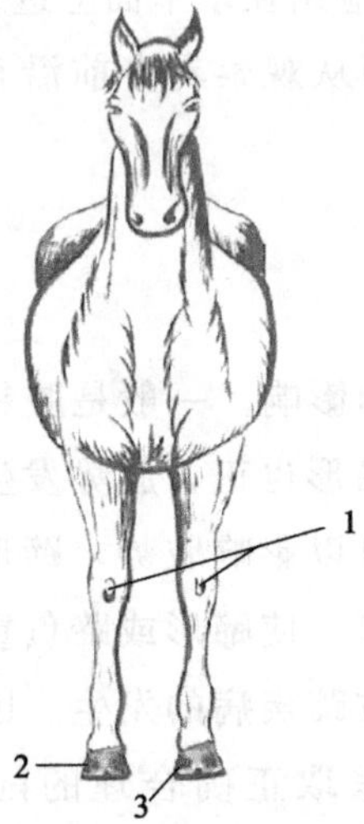

图 15-1　肢势检查顺序（前望）

1—冠膝痕；2—外低；3—内低

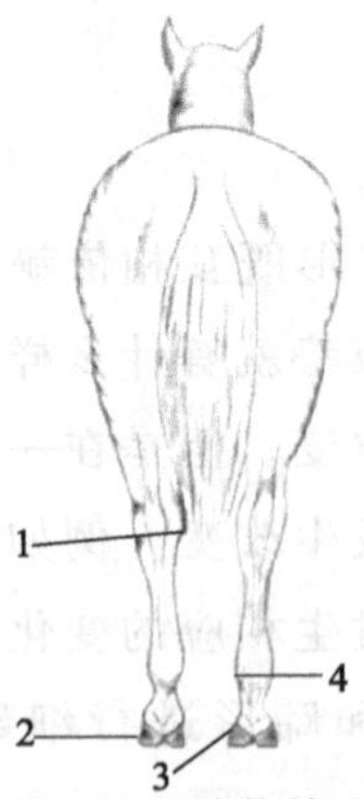

图 15-2　肢势检查顺序（后望）

1—飞节内肿；2—纵幅长；3—纵幅短；4—交突痕

第三节 装蹄判断——运步检查

运动检查是在较平坦的地面上，使马匹沿一个方向，作慢步、快步或骑乘检查。慢步及快步检查时，缘绳不可牵得过短，以免影响正常运动。主要检查在运动中肢蹄的提举伸扬、踏地、着陆和负重等情况，以发现有无异常步样或跛行。同时还要对站立检查中的可疑问题，进行对照检查。运步检查也是按前、左、后、右的顺序进行（见图 15-3）。

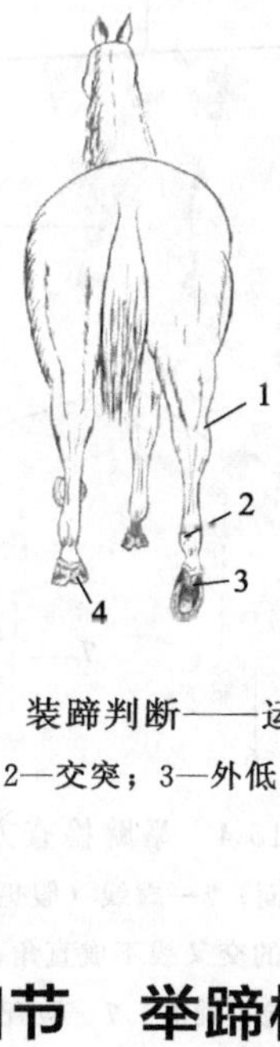

图 15-3 装蹄判断——运步检查

1—捻转；2—交突；3—外低；4—内低

第四节 举蹄检查

一、徒手提举

徒手提举指将马一前肢按规定操作举起并保持稳定姿势，检查患肢腕关节以下的关节、腱、韧带及蹄的病变，马的装蹄也用本方法保定。操作时注意移动马体重心，方能将肢抬起，对没有调教的马要注意其会前扒、后踢，造成操作者的意外伤害。还可以选择机械提举方法，即利用绳索将一前肢（后肢）吊起，比徒手安全，但绳的另一端不要系死。

二、后肢举肢保定

后肢举肢保定：提举左后肢保定时，保定者按提举前肢的方法，从马的头部开始，再经颈部、胸部、腰部靠近并站在马左后肢的侧前方，面向臀部继续抚摸到髋关节，以左手抵于髋关节处，右手顺小腿外侧向下抚摸，握住跖部或系部，此时，左手向对侧轻推髋关节，使马重心转移到对侧肢蹄上，随即右手将后肢向马体前方提起，使各关节屈曲，待马稍安静后，保定者迅速将左腿向前迈一步，同时将马后肢引向马体后方托起。使后肢的跖部及球节抵于保定者的左大腿上，左臂夹住马后肢的胫部。或将提举的后肢夹于保定者的两大腿之间。

图 15-4 为举肢检查示意，图中实线为实际蹄底的平面，虚线为蹄底应该的平面。

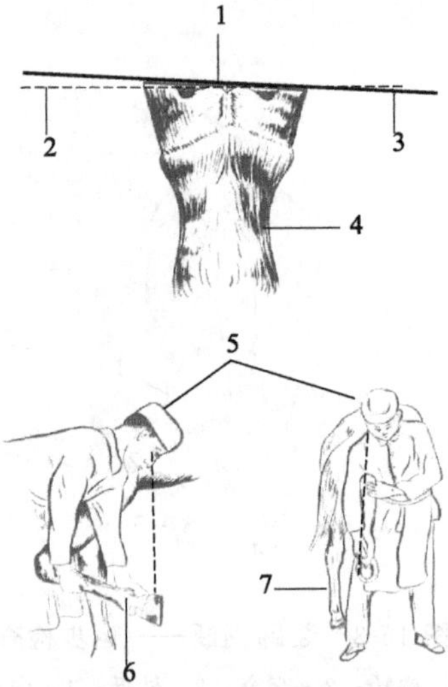

图 15-4　举蹄检查方法

1—左前蹄狭踏 蹄叉纵轴线，通过纵断面；2—虚线（假想线），纵断面与标准面的交叉线成直角；3—实线（外侧低），纵断面与标准面的交叉线不成直角；4—外侧；5—举肢检查蹄坐的方法；6—检查前肢；7—检查后肢

第五节　蹄坐

一、蹄坐

正常蹄坐蹄内外侧同高，蹄缘与蹄负面外缘平行。如果蹄缘内外高低不一致，蹄壁向一侧倾斜，蹄负重就不平衡，会出现图 15-5 所示不正蹄坐。

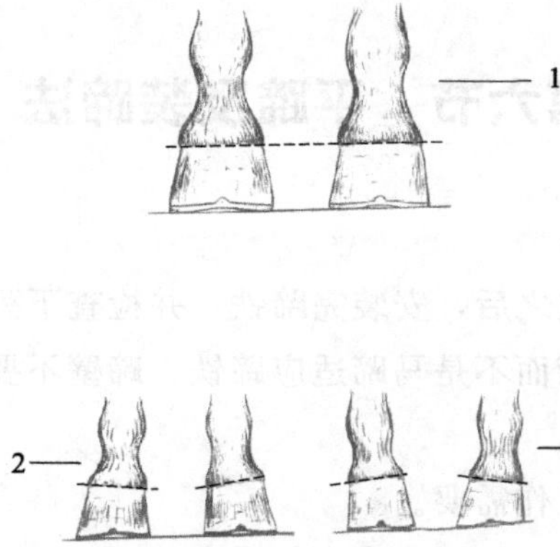

图 15-5　蹄坐前望

1—良蹄坐；2—不正蹄坐（内低）；3—不正蹄坐（外低）

二、蹄坐侧望检查

趾轴一致，如图 15-6 所示蹄尖壁与蹄底的夹角，前蹄为 50°，后蹄为 55°。趾轴不一致分为两种，图 15-6（下左）为蹄踵高，图 15-6（下右）为蹄踵低。

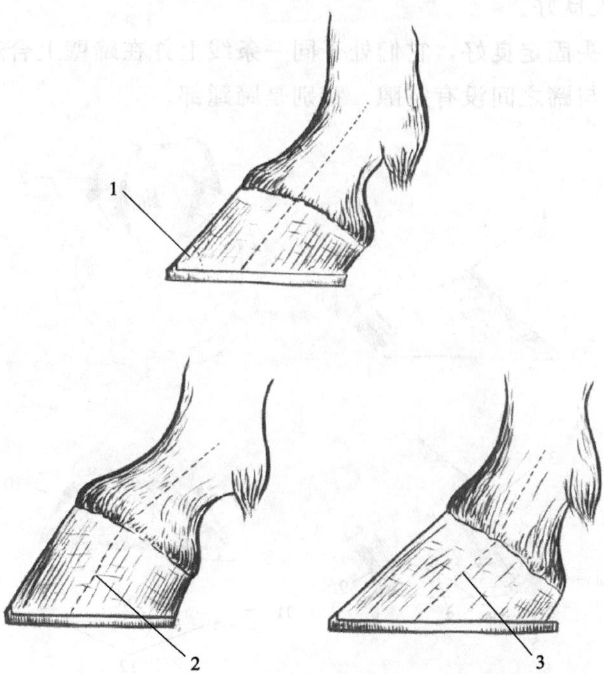

图 15-6　蹄坐侧望

1—趾轴一致（角度：前蹄 50°，后蹄 55°）；2—趾轴不一致（趾轴前方破折）；3—趾轴不一致（趾轴后方破折）

第六节　平蹄及装蹄法

当马蹄形状和平衡确定之后，安装完蹄铁，并检查下列要点：

（1）蹄铁是否适应马蹄而不是马蹄适应蹄铁。蹄壁不要被锉得与蹄铁错位，蹄尖部不要过短（锉得太多）。

（2）蹄铁类型适应马工作需要。

（3）蹄铁的重量要与马的体型和大小相适应。

（4）对蹄尖部、蹄跟及其两侧过长都进行了合理的削剪，使它们负重面是水平的。

（5）在蹄底和蹄叉处没有刀伤。

（6）蹄叉的软组织没有与地面接触。

（7）蹄钉数合理，即内侧 3 枚、外侧 4 枚，特殊情况例外。

（8）蹄钉选择正确，蹄钉适合并填满钉孔。

（9）蹄钉钉入良好。

（10）蹄钉折头固定良好，它们处于同一条线上并在蹄壁上合适的位置。

（11）在蹄铁与蹄之间没有空隙，特别是蹄踵部。

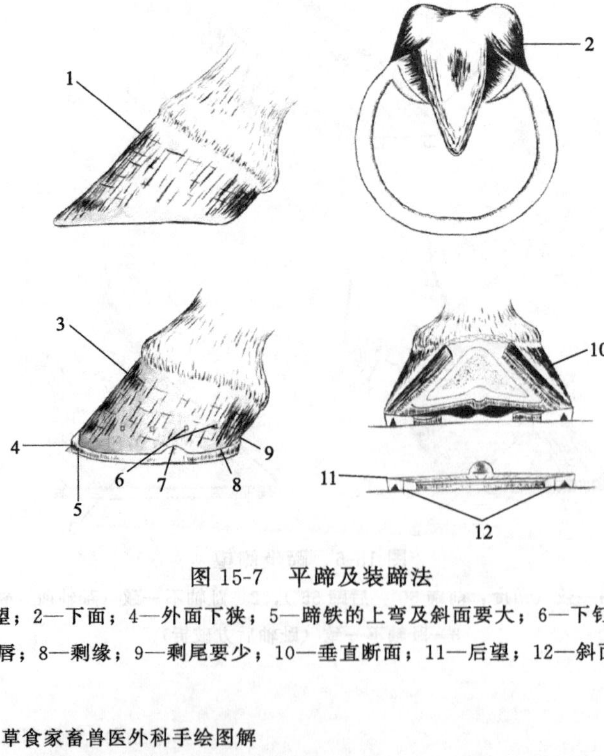

图 15-7　平蹄及装蹄法

1，3—侧望；2—下面；4—外面下狭；5—蹄铁的上弯及斜面要大；6—下钉稍向后方；7—设侧铁唇；8—剩缘；9—剩尾要少；10—垂直断面；11—后望；12—斜面向内方倾斜

（12）装钉蹄时，蹄铁外缘不宜过大，加设侧铁唇有一定的限制蹄壁的作用，铁尾也要短，下钉稍向后。铁头处上弯要大，有益于马蹄离地（见图 15-7）。

第七节　装蹄不正——起系

系较峻立而短的，称为起系，也形成高蹄。高蹄易发生蹄踵狭窄及举踵。前蹄卧系形成低蹄。低蹄的蹄尖壁厚而长、倾斜缓（与水平面所呈角度小）；踵壁短而薄、倾斜急（与水平面所呈角度大）。此外蹄叉长而大，蹄底穹隆度小，易发生蹄踵狭窄及裂蹄。因体重偏压在蹄的后半部，指（趾）部屈肌腱易疲劳，前肢返回不轻快（见图 15-8）。

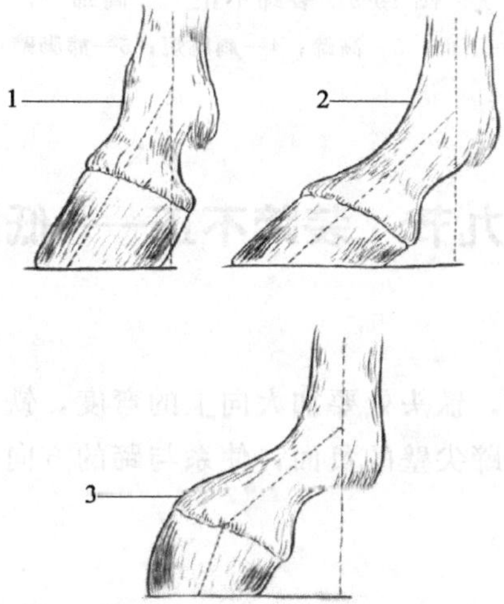

图 15-8　装蹄不正——起系

1—起系；2—卧系；3—熊脚

第八节　装蹄不正——高蹄

高蹄踵，装钉蹄铁时，铁尾不应过长。熊脚蹄的装蹄，侧望不要求系与蹄的方向一致。削蹄时要适当削切蹄踵壁的蹄负面，但要防止一次削切过多，蹄踵壁负面能微触地面即可。蹄尖壁负面削切过多，使蹄踵留得过高，易形成栽蹄。修配蹄铁时，铁头可稍向前方突出，剩尾要稍长，如蹄踵壁长时间着地不确实时，可适当垫以牛皮垫或橡胶蹄垫，也可装以厚尾蹄铁或铁脐蹄铁（见图 15-9）。使役时如发现铁头磨损过多，应及时改装。

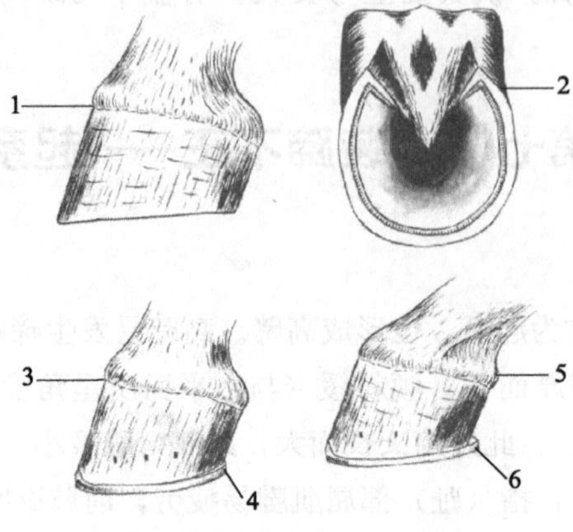

图 15-9 装蹄不正——高蹄

1—侧面；2—下面；3—高蹄；4—刺尾短；5—熊脚蹄；6—刺尾长

第九节 装蹄不正——低蹄

蹄踵低，装钉蹄铁时，铁头处要加大向上的弯度，铁尾处要加长。对不适应肢势的低蹄，可适当多削切蹄尖壁的负面，使系与蹄的方向一致，以恢复其原有肢势(见图 15-10)。

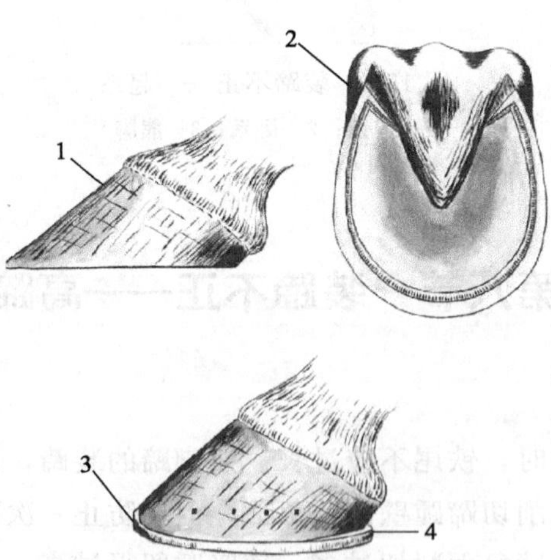

图 15-10 装蹄不正——低蹄

1—侧面；2—下面；3—上弯大；4—刺尾长

第十节　装蹄不正——外向蹄

装钉蹄铁时应注意内侧铁尾加长，以便给与更多支撑。对适应肢势（系与蹄的方向一致）的外向蹄，削蹄时要根据蹄壁的长短，适当、均衡地削切其长度，以保持蹄负面原来的负重状态，使系与蹄的方向仍一致。同时，按蹄壁的倾斜度，适当地锉去内蹄尖和外蹄踵的蹄壁下外缘过广部。由于蹄内侧受偏压，对内侧蹄支、蹄叉要保护，而对外侧的蹄支和蹄叉要适当多削。

装蹄时为了增大内蹄踵的负重面积，在不发生交突的原则下，将内侧的剩缘和剩尾要留大，外侧的剩缘和剩尾要留小或不留。对不适应肢势（系与蹄的方向不一致）的外向蹄，削蹄时要适当多削外侧蹄尖和内侧蹄踵负面生长过多的部位，力求使系与蹄的方向一致。对此种蹄形，如由于削蹄不当，将外蹄侧或内蹄踵削切过低，也可能出现假性内向肢势和蹄形。此种现象是人为的，应尽早加以纠正，力求使系与蹄的方向一致，如一次不能矫正过来，可在第二次或第三次彻底矫正过来。其他方法均与给适应肢势的外向蹄装钉的方法相同，但应注意防止交突（见图 15-11）。

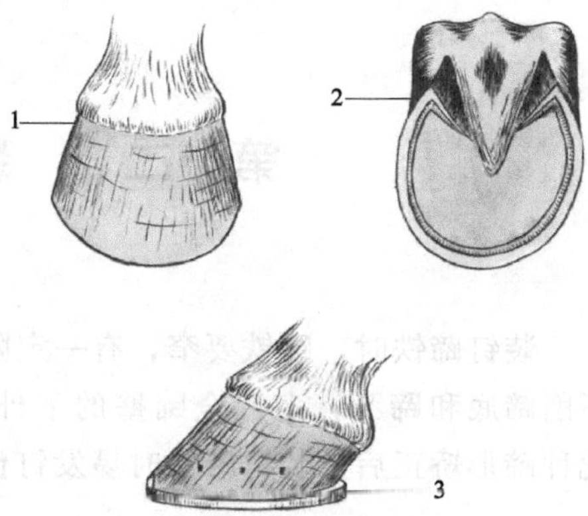

图 15-11　装蹄不正——外向蹄

1—前面；2—下面；3—剩尾长

第十一节　装蹄不正——内向蹄

装钉蹄铁时应注意外侧铁支铁尾要加长加宽，给与更多支撑。内向蹄的装蹄法分为适应肢势与不适应肢势两种。

对适应肢势的内向蹄，仅适当均衡地削切其蹄负面的长度，以保持蹄负面原来的负重状态，使系与蹄的方向仍一致。适当地锉掉外蹄尖壁和内蹄踵壁的下外缘。由于蹄外侧受偏压，对外侧蹄支、蹄叉要保护，而对内侧的蹄支和蹄叉要适当多削。装蹄时与外向蹄相反。

对不适应肢势的内向蹄，削蹄时要适当多削外蹄尖和内蹄踵负面的过长位置，力求使系与蹄的方向一致，并适当锉削外蹄尖壁和内蹄踵壁的下外缘过广部，以减少其弧形的程度（见图 15-12）。装蹄方法均与适应肢势的内向蹄相同。

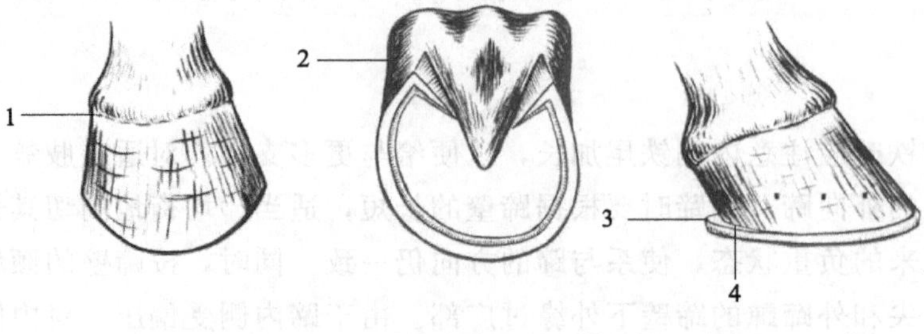

图 15-12　装蹄不正——内向蹄

1—前面；2—下面；3—外铁枝的剩尾稍长；4—剩缘广

第十二节　装蹄不正——广蹄

装钉蹄铁时，蹄铁要窄，有一定限制蹄壁的作用。广蹄在削蹄时要适当少削或不削蹄底和蹄叉，多锉全蹄壁的下外缘。装蹄时剩缘和剩尾要小（见图 15-13）。此种蹄形矫正后，装钉蹄铁时易发钉伤。

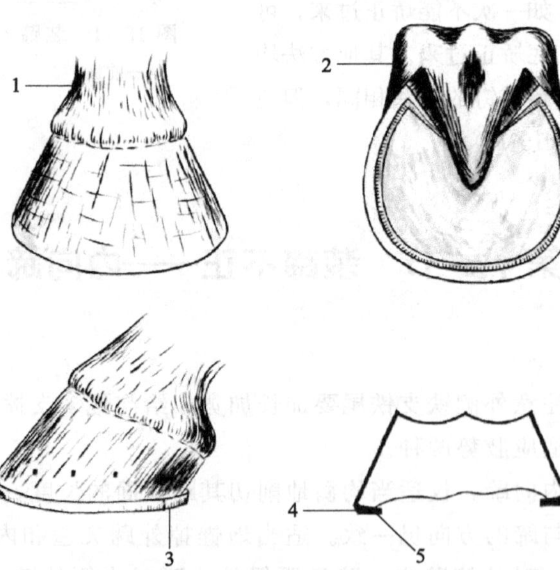

图 15-13　装蹄不正——广蹄

1—前面；2—下面；3—剩缘狭；4—外面下狭；5—设全斜面

第十三节　装蹄不正——狭蹄

装钉蹄铁时铁头处设轻微上弯，蹄铁要大过蹄壁外缘，以给蹄壁外缘更多支撑和生长空间。狭蹄在削蹄时要适当少削或不削蹄底、蹄叉和蹄支，要多削切蹄负面（见图 15-14）。装蹄时剩缘和剩尾要大。此种蹄形在装钉蹄铁时也容易发生钉伤。

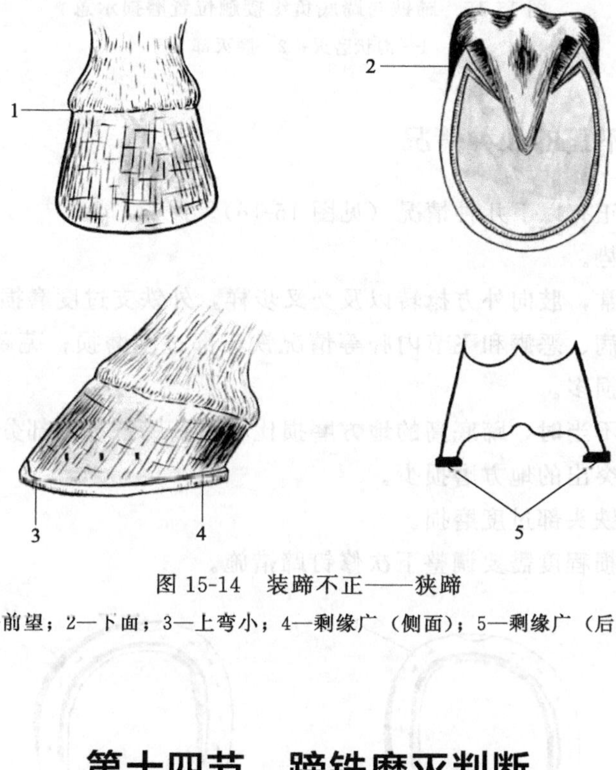

图 15-14　装蹄不正——狭蹄

1—前望；2—下面；3—上弯小；4—剩缘广（侧面）；5—剩缘广（后面）

第十四节　蹄铁磨灭判断

一、概述

由于马蹄的开闭，蹄铁的接蹄面会发生沟状磨灭。健康蹄蹄铁的沟状磨灭，两铁尾的形状相同。两蹄踵的高低不同时，低的磨灭多，马蹄干燥、蹄踵狭窄等，蹄机功能不好，磨减度轻微。通过观察沟状磨灭，可以观察到马蹄负重是否平衡，蹄机是否存在障碍。图 15-15 为蹄铁与蹄底负缘接触位置的磨损示意。

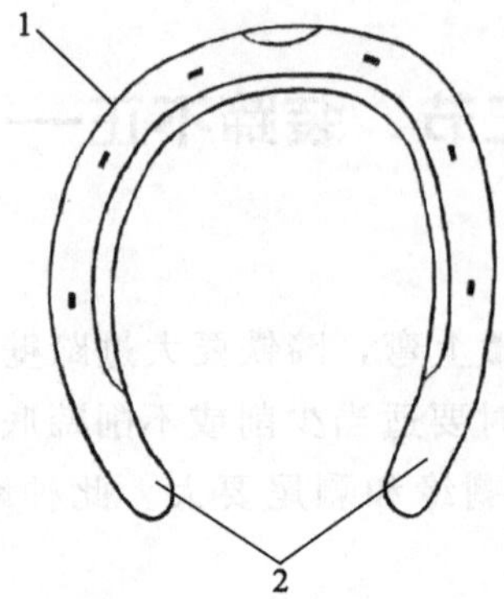

图 15-15　蹄铁与蹄底负缘接触位置磨损示意

1—沟状磨灭；2—磨灭部

二、蹄铁磨减不正的几种情况

蹄铁磨减不正有以下几种情况（见图 15-16）。

（1）不正肢势。

（2）步样异常，肢向外方捻转以及交叉步样，外铁支过度磨损。

（3）肢体疾病、恶癖和飞节内肿等情况铁头部过度磨损；芜蹄铁尾部磨损多；熊癖内侧铁支磨损多。

（4）修钉蹄不当时，蹄底高的地方磨损比较多；蹄铁窄的部分磨损多；一侧钉头突出多，钉头突出的地方磨损少。

（5）挽马的铁头部过度磨损。

根据蹄铁磨损程度需要调整下次修钉蹄措施。

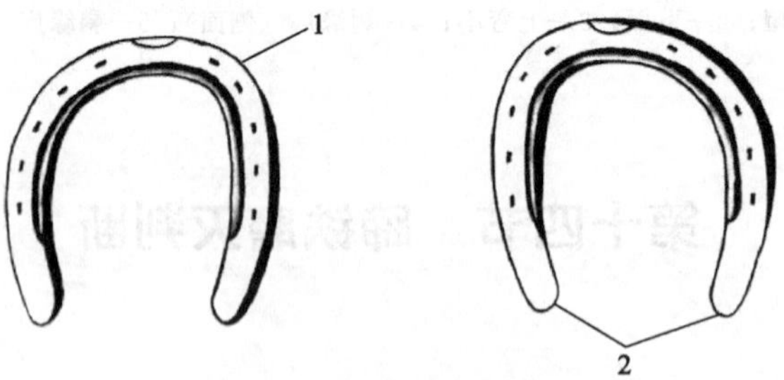

图 15-16　蹄铁磨减不正示意

1—铁头磨灭过甚；2—铁尾磨灭过甚

第十六章 病态蹄及蹄铁安装

第一节 裂蹄

一、概述

裂蹄亦名蹄裂，是蹄壁角质分裂形成的各种状态的裂隙，它可能涉及整个蹄壁，也可能涉及冠状动脉带附近的近端蹄壁，或仅涉及远端蹄壁。裂缝可能会穿透表层，也可以延伸到敏感层，后一种裂缝被称为深裂或穿孔蹄裂，会导致炎症和跛行。

二、病因

不良蹄形，肢势不正，负重不平衡；蹄过度生长导致蹄壁受到杠杆作用，造成开裂；蹄角质干燥、脆弱、发育不全；马施行四肢神经切断术后。

三、症状

新发生的角质裂隙，裂缘比较平滑，裂缘间的距离比较接近，多沿角细管方向裂开。陈旧的裂隙则裂缝开张，裂缘不整，有的裂隙发生交叉。如果有继发性感染，跛行会表现明显，可在开裂处看到脓性渗出物。裂缝的深层经常受到污垢和粪便的污染。

四、治疗

首先要改善蹄部护理和修蹄。移除旧蹄铁，蹄部适当修剪。在裂缝上安装固定装置。使用医用高分子黏合剂黏合裂隙时，在粘合前先削蹄整形或进行特殊装蹄，再清洗和整理裂口，进行彻底消毒后用医用高分子黏合剂黏合。为了防止裂缝继续活动和加深，还可用金属锔子锔合裂缝。如图 16-1（左）所示，将蹄裂处下端与蹄铁间设空隙，以防止蹄裂处的受力增大。如图 16-1（右）所示，将裂处削开，在蹄铁与蹄底间加橡胶蹄枕以达到缓冲减震的效果。

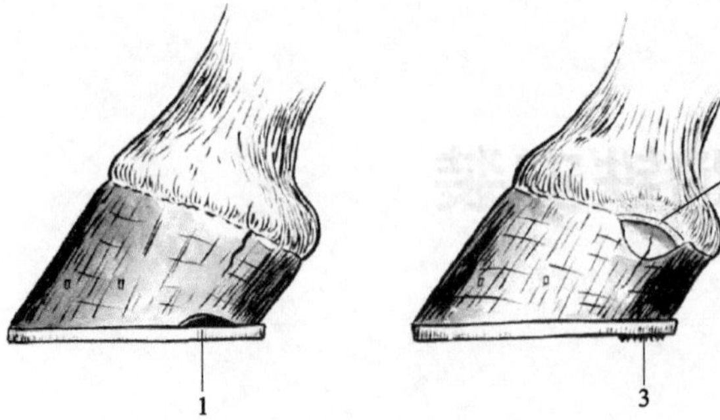

图 16-1　裂蹄的两种处理方式

1—铁设空隙；2—薄削；3—橡胶蹄枕

第二节　蹄叉腐烂

一、概述

蹄叉腐烂是蹄叉真皮的慢性化脓性炎症，主要由细菌感染导致，并伴发蹄叉角质的腐败分解，分泌黑灰色恶臭液体，以及蹄叉角质崩坏，是常发蹄病。

二、病因

该病的发生与污染的环境有关，导致本病的细菌在潮湿、不卫生的条件下生长得很好，比如肮脏或泥泞的马饲养场。马长时间站立在污染的环境中容易诱发本病。

三、症状

蹄部检查时会发现恶臭气味，蹄叉完好、表面粗糙，表面呈增生性丝状。患病早期由于仅仅侵害表皮层，刮擦蹄叉时会有出血，跛行并不明显。本病会进一步扩散至蹄壁其他组织中。蹄叉中沟和侧沟形成大小不等的空洞，充满带有恶臭的不洁物。可根据蹄叉及周围组织渗出性蹄皮炎作出初步诊断，必要时进一步做活组织检查和微生物培养。

四、治疗

具体治疗原则：疾病早期判断，损伤彻底清创，局部治疗，保持创伤清洁和干燥，直至病灶角化。

操作时修蹄师应对蹄叉进行仔细修剪，去除角质化增生组织，并暴露感染区域。常规治疗建议通常包括：用温水和消毒剂反复冲洗蹄部，尤其是裂缝应加压冲洗。用碘溶液或专用蹄部洗剂给蹄叉消毒。如果蹄叉在清洗时变软，则不应使用含有福尔马林的药物。腐烂出现在表层，直接修掉腐烂处即可，或者用烧红的蹄铁烫患处，达到杀菌消毒的作用。如果腐烂较深，需开放患处用松馏油棉球、碘酊棉球等填塞，一般3～5天换一次药，根据情况可适当延长或缩短换药时间，并让马处于清洁、干燥的环境中（见图16-2）。常用的局部治疗用药有氯霉素、甲硝唑、酮康唑、利福平、DMSO、10%过氧化苯甲酰等。局部治疗还可采用局部清创术，治疗期可能是几周至几个月，取决于疾病发展阶段。

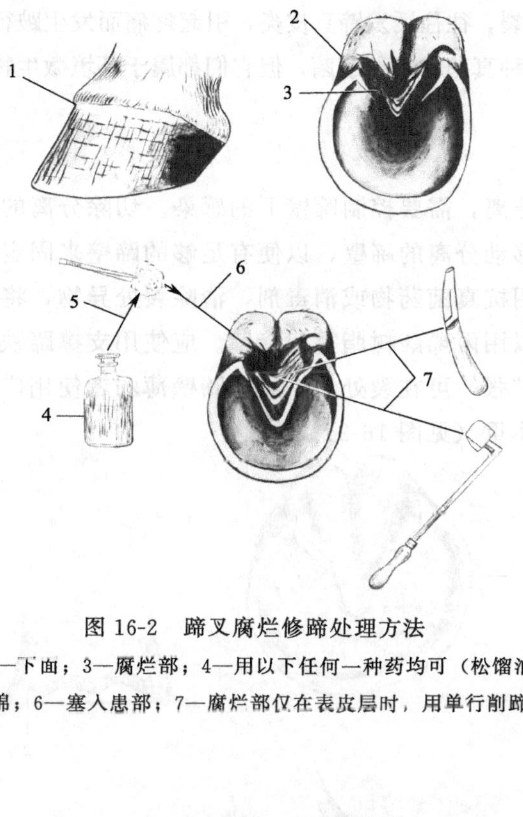

图16-2　蹄叉腐烂修蹄处理方法

1—侧望；2—下面；3—腐烂部；4—用以下任何一种药均可（松馏油、碘酊）；
5—浸入脱脂棉；6—塞入患部；7—腐烂部仅在表皮层时，用单行削蹄法或烧烙法

第三节　白线裂

一、概述

白线裂是指白线部角质的崩裂及变性腐败，进而引起蹄底和蹄壁发生分离。分离区域可以垂直向上延伸到蹄壁，也可以水平向蹄踵或蹄尖延伸至任何部分。随着分离间隙增大，敏感组织的撕裂程度也会加大，跛行会更加明显。

二、病因

病因有导致蹄壁张开的蹄壁结构、不规则的修蹄或修蹄间隔时间过长/过短、蹄部水分不平衡、软骨炎、蹄壁脓肿、蹄壁直接损伤。

三、症状

部分白线裂病例会出现蹄壁分离。用力敲击蹄壁可能会导致蹄壁下敏感组织出血。马举肢检查，易发现病灶；白线裂只涉及蹄角质层，视为浅裂，不出现跛行；若裂开已达肉壁下缘，称为深裂，往往诱发蹄真皮炎，引起疼痛而发生跛行。本病成因多为蹄壁这些分离区域中的几种真菌和多种细菌，但它们都属于环境微生物，并非致病菌。

四、治疗

为防止进一步分离，需要控制蹄壁下的感染。切除分离的蹄壁，修蹄师或兽医可能会分阶段重新移动分离的蹄壁，以便有足够的蹄壁来固定蹄钉。兽医或修蹄师可能会建议局部使用抗真菌药物或消毒剂，清除裂处异物，将患处清洗干净，用松馏油填塞。或者可以用丙烯酸树脂重建蹄壁。应使用支撑蹄铁，直到缺陷消失。为防止裂处蹄壁向外扩张，可在裂处加铁唇。蹄壁薄弱者使用广幅连尾蹄铁，以使蹄叉及蹄底外缘分担体重（见图 16-3）。

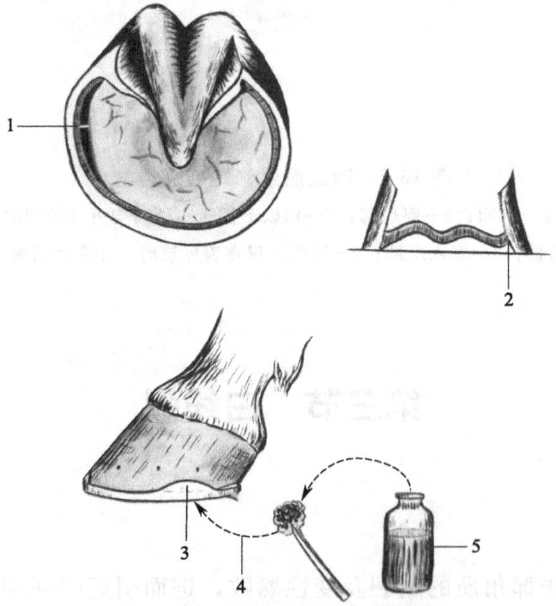

图 16-3　白线裂治疗及装蹄方法

1，2—白线裂部位；3—白线裂部设侧铁唇；4—白线裂部填充松馏油棉花；5—松馏油

第四节 空蹄壁

一、概述

蹄壁角质中层与内层分离，并在其中形成空洞者，称为空蹄壁，又名蚁洞。本病有些自蹄冠部或蹄壁上部开始向下延伸，有的自蹄负面开始向上方逐渐蔓延。

二、病因

蹄冠部发生外伤或蹄壁部挫伤时，使蹄壁中层与内层之间或角质小叶与真皮小叶之间的结合遭到破坏，并有大量渗出液积聚，病程较久时，渗出液被吸收，同时蹄真皮发生萎缩，便形成空洞。白线裂发展较重，裂隙由下向上方深部逐渐蔓延，伤及真皮时，也可引起本病。

当空蹄壁病变由上而下达到蹄负面或由白线裂继发及出现由蹄负面开始的空蹄壁，在清洗蹄底或削蹄后，即可发现白线部的裂隙向上方延伸或在蹄底缘发现空洞，深达上部。

三、治疗

当确诊为空蹄壁，而蹄负面部未开放时，如蹄壁较短，可行保守疗法，不要急于削开空洞，应装钉较宽铁支的普通蹄铁或连尾蹄铁加以保护，防止被磨为开放性空洞。

如蹄壁较长，空洞接近蹄负面，可进行正常削蹄，使空洞开放，并适当扩大洞口，经用浓碘酊棉球涂布消毒后，向洞内填塞浸有松馏油的纱布条，直至填满，但不宜过紧，然后装钉铁板蹄铁或连尾铁板蹄铁。为防止病灶向外扩张，可对该位置的铁支设较大的铁唇加以保护。

对蹄负面开放并塞有泥沙的空蹄壁，先进行削蹄，抠出泥沙，进行温蹄浴30～40min，扩大洞口创面，有利于内部异物出来，也有利于填塞药物。用松馏油棉球填塞，或用3%煤酚皂液（来苏尔溶液）、0.1%高锰酸钾溶液等清洗空洞，并用锐匙轻轻刮去压迫蹄真皮的角质，之后用浓碘酊消毒，再按削蹄后形成开放空洞的方法进行处理（见图16-4）。在抠去空洞内的泥沙及刮除角质时，一定要注意不可损伤蹄真皮表面的保护层，以免继发感染。对已损伤蹄壁真皮而发生感染化脓的空蹄壁，可按化脓性钉伤的治疗方法处理。

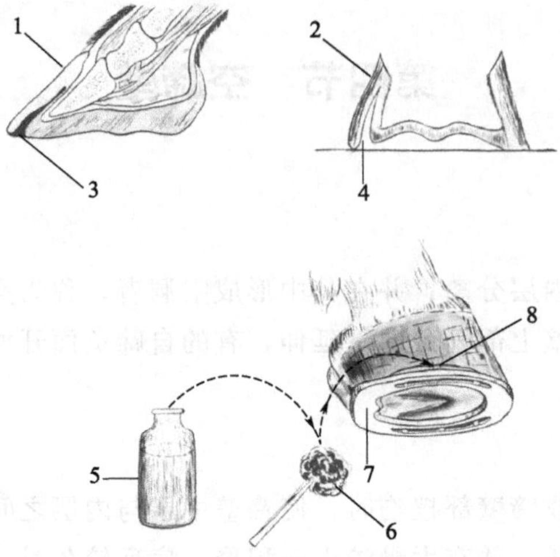

图 16-4　空蹄壁及治疗措施

1—侧望垂直断面；2—前望垂直断面；3，4—蚁洞；5—松馏油；
6—蚁洞部填充松馏油棉花；7—装连尾蹄铁；8—蚁洞部设空隙

第五节　蹄踵狭窄

一、概述

蹄匣全部或某一部分变狭窄的蹄，称为狭窄蹄。由于蹄的狭窄部位不同，分为蹄踵狭窄、蹄冠狭窄、蹄底狭窄、举踵蹄及弱踵蹄 5 种。蹄踵狭窄即两蹄踵过度接近，或一侧蹄踵壁接近对侧蹄踵壁。

二、病因

蹄踵壁负面变形小，蹄叉细而长，沟较深，甚至蹄球和蹄叉萎缩，狭窄侧的蹄支角向内方弯曲。有的因蹄踵壁压迫真皮，使蹄叉局部正常血液循环产生障碍，影响角质的生长，从而导致该部角质发育不良，变薄、发干、发脆，并出现跛行。严重者可发生局部真皮萎缩，甚至继发蹄软骨骨化。

各种影响蹄开闭功能的因素都能引起蹄踵狭窄。例如，体重偏压，运动不足，严重的不正肢势，蹄壁过度延长，蹄角质长期干燥，削蹄时过度削切蹄叉、蹄支，蹄踵削切不足，特别是对蹄叉和蹄支连接部未充分削开，以及剩缘、剩尾长期留得不足，下钉过度偏于后方等。

三、治疗

削蹄时，要少削狭窄部的蹄叉和蹄支，蹄支角与蹄叉的连接部要充分削开；两侧蹄踵的高度要相等，防止蹄踵过高或过低。两侧蹄踵狭窄，修整蹄形后，一侧蹄踵狭窄，不适宜跳蹄运动，以避免体重偏压狭窄侧。

装蹄时，少修剪其狭窄部的蹄叉和蹄支。蹄支角与蹄叉的连接处要充分修开。两侧蹄踵的高度要保持一致。狭窄处的蹄铁要宽，下钉稍向前，铁尾稍长，铁尾处设倾斜面，初次倾斜面不宜过大（见图 16-5）。

两蹄踵狭窄，也可装钉带底垫的连尾蹄铁或半月状蹄铁，如一侧狭窄可装钉 3/4 蹄铁，以充分发挥蹄的开闭功能。如发生重度跛行时，可将狭窄部蹄踵壁刮薄，但其锉削厚度不宜超过蹄踵厚度的 1/2，以减轻对真皮的压迫并缓解疼痛。

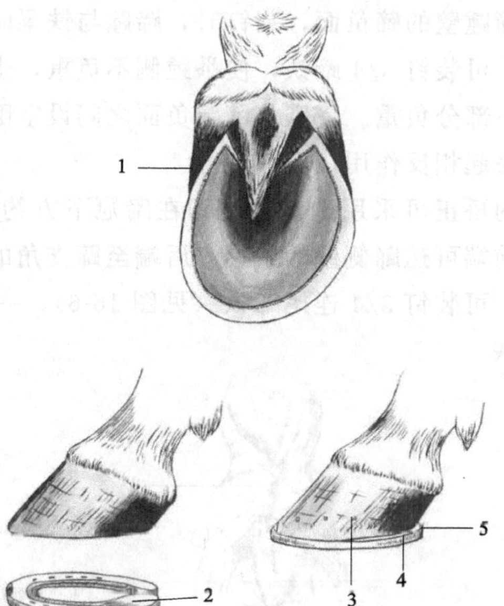

图 16-5　蹄踵狭窄修蹄法

1—狭窄部；2—铁尾上面设外倾斜面；3—下钉稍后前方；4—剩缘广；5—剩尾广

第六节　举踵蹄

一、概述

蹄踵狭窄并发蹄球向上方转位的蹄，称为举踵蹄。蹄变形的情况与蹄踵狭窄相似。两蹄球同时向上方转位的较少见，多见为一侧蹄球向上方转位，并接近健侧蹄球。严重时两蹄球上下相互重叠，蹄叉支也呈现重叠现象，蹄踵壁甚长，几乎与蹄尖壁长度相等。一侧举踵蹄多见于前蹄的内蹄踵，易并发裂蹄、系部皮肤炎、蹄球炎等，妨碍运步，影响使役。

二、病因

举踵发生的病因与蹄踵狭窄基本相同，特别是体重过度偏压为其主因。长期将蹄踵壁留得过高，也可发生双举踵。

三、治疗

为了使向上方转位的蹄球逐渐恢复原位，维持正常蹄的负重状态，装蹄时，对双举踵蹄要适当多削蹄踵壁的蹄负面，装钉时，蹄踵与铁尾间要留空隙，装普通蹄铁即可。对单举踵蹄，可装钉 3/4 蹄铁，使举踵侧不负重，也可装钉连尾蹄铁或橡胶蹄枕，使蹄叉分担一部分负重。蹄铁与蹄踵负面之间设空隙，空隙要根据实际情况及时调整，否则容易起相反作用。

严重的单举踵蹄的矫正可采用造沟法，即在蹄冠下方约 1cm 处造一横沟，此沟与蹄冠平行，沟的前端可达蹄侧壁的中央，后端至蹄支角的内方，并与同侧的蹄叉侧沟相通。造沟后，可装钉 3/4 连尾蹄铁（见图 16-6），一直持续到举踵侧恢复原位后再改装普通蹄铁。

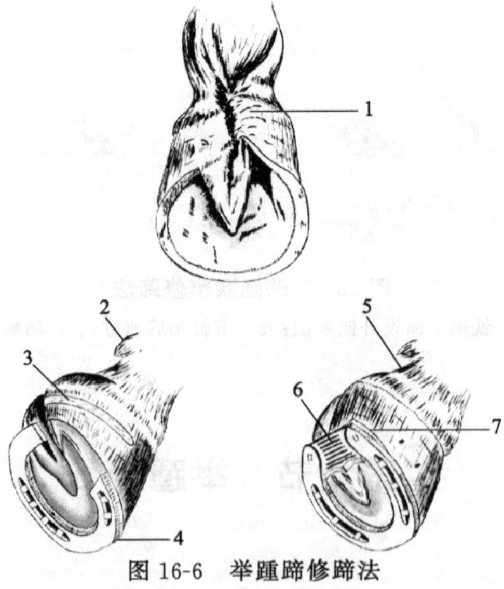

图 16-6　举踵蹄修蹄法

1—拳踵部；2—造沟；3—3/4 连尾蹄铁的安装；4—橡胶蹄枕的安装；
5—橡胶蹄枕；6—橡胶蹄枕；7—蹄铁与蹄踵负面之间设空隙

第七节 弱踵蹄

一、概述

蹄踵壁下部向内下方卷入的蹄，称为弱踵蹄。由于蹄踵壁过低，角质软弱，向内下方卷入，压迫蹄底的后半部及蹄支，甚至蹄叉也受到压迫，蹄踵壁外面接触地面，严重妨碍蹄的开闭功能。前肢比后肢多发。

二、病因

遗传因素为弱踵蹄主因，多见于体躯重大的马匹。广蹄的蹄踵壁软弱而过低的，也容易发生。其他如蹄支及蹄叉过削、改装期延迟、蹄尖过长、剩尾过短和运动不足等，均能助长弱踵蹄的发生。

三、治疗

削蹄时，要多削蹄尖壁负面，使体重向蹄前半部转移，保护蹄叉，要把卷入下内方的蹄踵壁削除，要削出横断面，使此断面尽量向下，但在装蹄时，此断面要与铁尾上面之间稍设空隙，暂不负担体重。前蹄铁要设充分上弯，下钉时要靠前方。也可装钉连尾蹄铁或橡胶蹄枕，使蹄叉分担一部分体重。

将卷入下方的蹄踵壁修剪掉，蹄踵壁与蹄铁要有空隙，蹄铁前段充分上弯，下钉要靠前，以保证更好地离地。可装钉连尾蹄铁或橡胶蹄枕，使蹄叉分担一部分负重。为了增加蹄踵的高度，装钉厚尾蹄铁或垫橡胶蹄枕时，应注意不可使蹄踵过高。如蹄踵过高，系部稍长容易发生卧系蹄，使体重转移偏压蹄的后方，蹄踵负面受压迫，可加重弱踵的程度，故需特别注意（见图 16-7）。

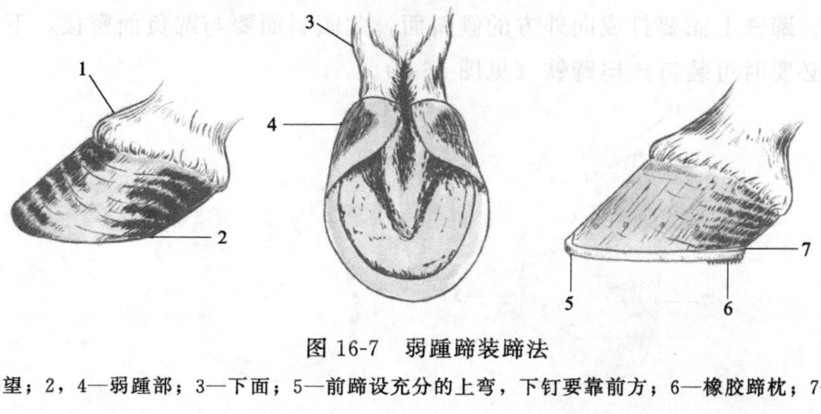

图 16-7 弱踵蹄装蹄法

1—侧望；2，4—弱踵部；3—下面；5—前蹄设充分的上弯，下钉要靠前方；6—橡胶蹄枕；7—设空隙

第八节 弯蹄

一、概述

蹄壁一侧突弯而对侧凹弯的蹄，称为弯蹄。弯蹄的特点是一侧蹄壁突弯，此侧蹄负面的弯形小，蹄叉侧沟狭，蹄支角向内方弯曲，另一侧蹄壁凹弯，蹄负面弯形大，蹄叉侧沟广。严重的弯蹄，突弯侧蹄壁面接触地面，而对侧凹弯侧的蹄壁向上弯曲。

二、病因

体重偏压为其主因。严重的肢势不正，如外向、内向、广踏、狭踏等，改装期迟延，由于蹄角质过长，不能均衡担负体重，装、削蹄不当，内外侧不均等地削蹄或蹄铁修配经常一侧广、一侧狭等造成体重偏压一侧的因素，都可引起弯蹄。蹄叉腐烂引起的蹄一侧狭窄或举踵，是造成弯蹄的诱因。跣蹄马不按时修整蹄形时，内侧多易发生突弯。幼驹及幼龄马，由于蹄角质多不坚实，在育成期护蹄不及时，使体重偏压一侧，易发生弯蹄。弯蹄马匹由于突弯侧下缘真皮受压迫，可引起跛行。

三、治疗

先排除病因。例如，由蹄叉腐烂所引起的，先要治愈蹄叉腐烂。由体重过度受偏压所引起的，要矫正蹄形。削蹄时，要适当锉削凹弯部的蹄壁下缘，尽可能使蹄壁逐渐按角细管的方向成直线，多削凹弯部的蹄负面，避免体重偏压。装钉蹄铁时，凹弯部的蹄铁修配要狭，铁支外侧要打出下狭面，而蹄铁的上面要向内方倾斜，在凹弯明显部可设侧铁唇，下钉稍靠后方，突弯部蹄铁改造时要适当加宽，要求铁支的外缘与突弯部成直线，如内侧支，为了防止发生交突，要打成明显下狭，剩尾要长，蹄铁上面要打成向外方的倾斜面，此倾斜面要与蹄负面密接，下钉要稍靠前方。必要时可装钉连尾蹄铁（见图 16-8）。

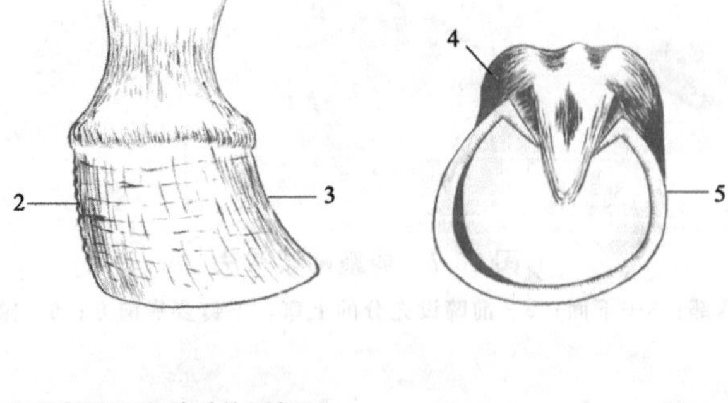

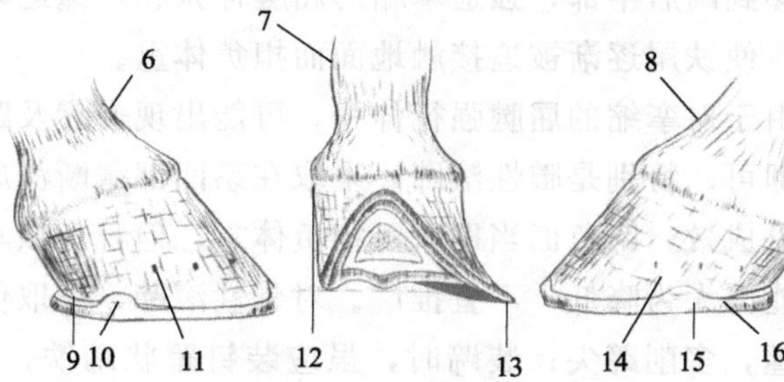

图 16-8　弯蹄修蹄法

1—侧望；2，5—凸弯部；3—凹弯部；4—下面；6—凸弯侧；7—前望垂直断面；
8—凹弯侧；9—凸弯部蹄铁位置；10—侧铁唇对；11—下钉稍靠前方；12—蹄面向外方倾斜；
13—蹄面向内方倾斜；14—下钉稍靠后方；15—设侧蹄唇；16—凹弯部蹄铁位置

第九节　滚蹄

一、概述

蹄尖壁壁面接触地面负担体重，运步时向前滚转的蹄称为滚蹄，又称山羊蹄。滚蹄的特点是蹄冠部向前方挺出，系部直立，甚至前倾，蹄尖壁的下缘接触地面，蹄底及负面朝向后方甚至上方，有的两蹄踵壁向外开张，蹄叉短而粗。

二、分类

滚蹄主要分腱性、骨性和蹄性三种。腱性滚蹄由于屈腱挛缩，妨碍冠关节或球关节正常伸展，形成腱性突球。骨性滚蹄由于指（趾）关节及球关节形成骨质增生，促使关节愈着面形成；马蹄滚蹄是由于栽蹄、熊脚蹄和起系高蹄等情况在削蹄时长期保留蹄踵和修配蹄铁时过度将蹄铁后移，使体重偏压蹄尖而形成。其中除骨性滚蹄不宜矫正外，其他两种滚蹄均可矫正。

三、治疗

对腱性滚蹄和蹄性滚蹄削蹄时，要适当削切向后方弯曲的蹄底及负面，尽量将蹄底及负面的方向转向下后方，使接触地面的蹄尖壁离开地面，装蹄时要装钉无铁脐的蹬状蹄铁（象鼻子蹄铁），下钉要牢固，最后下钉的位置要在最大横径部的后方。蹬状蹄铁前方的长度，应根据滚蹄的程度而定。初装蹄时，蹄底仍向后方，挺出的折转部触在地面上，但当蹄负重时，由于挺出部在前方成为支点，使来自上方的压力（体重）转移到蹄后半部，强迫挛缩的屈腱伸张和蹄踵逐渐下降，通过反复压迫、伸张、下降，使铁尾逐渐被迫接触地面而担负体重。

在矫正初期，由于对挛缩的屈腱强行伸张，可能出现炎症及跛行，此时仅采取一般局部消炎疗法即可。特别是腱性滚蹄，采取在系凹部截断深屈腱的方法进行矫正。这种方法虽立见成效，蹄负面当即就可担负体重，但日久该马由于深屈腱不能承担体重而使役用能力大为降低，不宜推广。对骨性滚蹄，采取保守性装蹄。削蹄时，尽可能少削蹄踵，多削蹄尖；装蹄时，虽应装钉蹬状蹄铁，但不要去掉铁脐。铁脐的高度以踏着确实为度，装后使其能达到负重确实，运步安全（图 16-9）。

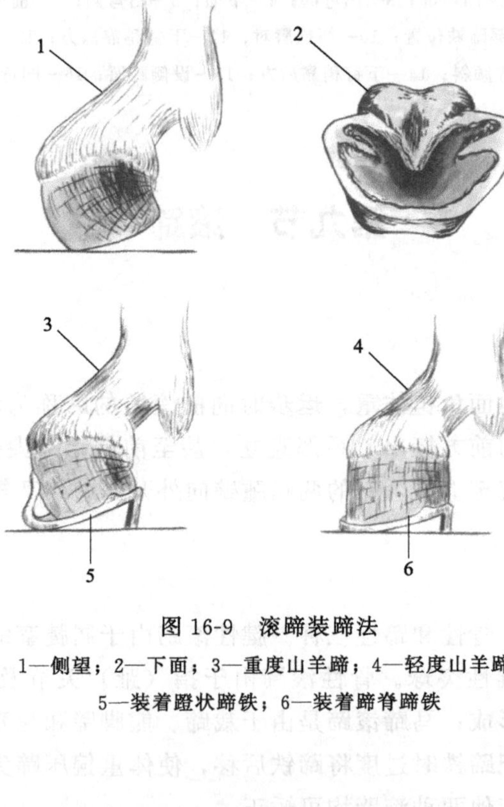

图 16-9　滚蹄装蹄法

1—侧望；2—下面；3—重度山羊蹄；4—轻度山羊蹄；
5—装着蹬状蹄铁；6—装着蹄脊蹄铁

第十节　损征马装蹄法——追突

一、概述

马匹在行进时，由于运步不正，常发生交突、追突、捻转和磋跌等，不仅影响使役，而且反复发生后不易根治。对此，应采用装蹄矫正的方法来达到预防和治疗的目的。

马匹在运步时，后蹄踩撞前蹄，称为追突（踩蹄）。后蹄的铁头或蹄尖，踩撞前蹄的蹄铁下面、铁尾端、蹄底、蹄球或系关节等处。也有的追突是由于前蹄铁尾留得较长，使后蹄蹄尖部角质冲撞前蹄铁尾而发生。追突时前蹄易发生落铁和造成蹄球、球节等部的外伤。追突多于快步运动时，常发出一种冲撞的声音。

二、病因

追突的发生是由于蹄形和肢势不良，如马匹中躯短、前躯低，呈严重的集合肢势，在运步时前肢由于某种病因（异常形态及变形蹄）提举缓慢，后肢过度前伸等，装、削蹄不良，如对前蹄蹄尖或后蹄蹄踵负面削切过多，前蹄铁剩尾过长，后蹄蹄铁铁头向前突出等。另外，如蹄角质过度延长或在软地上运动及骑乘不熟练等，也可引起追突。

三、治疗

首先要查明踩撞的部位及病因，病因查明后应立即排除。对易发追突的马匹装、削蹄时，要力求使前蹄返回容易，运步轻快，防止后肢过度前伸，相对拉开前、后肢蹄的距离，避免后蹄冲撞前蹄等。对情况不明的追突，削蹄时要适当多削前蹄蹄踵负面，使前肢步幅伸长，对后蹄蹄踵可适当少削，使后肢步幅短缩。装蹄时前蹄铁剩尾要短，并将铁尾端锉成或打成下狭面，以缩短蹄铁间的距离，在铁头部设适当的上弯，以利前蹄容易返回。修配后蹄蹄铁时，先将铁唇打平，再将铁头造成一字形，并设下狭面，当适合时将蹄铁放置在蹄负面正常位置的稍后方，使蹄尖壁稍突出于铁头部。下钉固定后，可将突出铁头部分蹄尖壁的下缘锉圆，从而增加前蹄与后蹄间的距离（见图 16-10）。必要时，可装钉追突蹄铁或于踩撞部位缠绕绷带和使用特制的预防带。

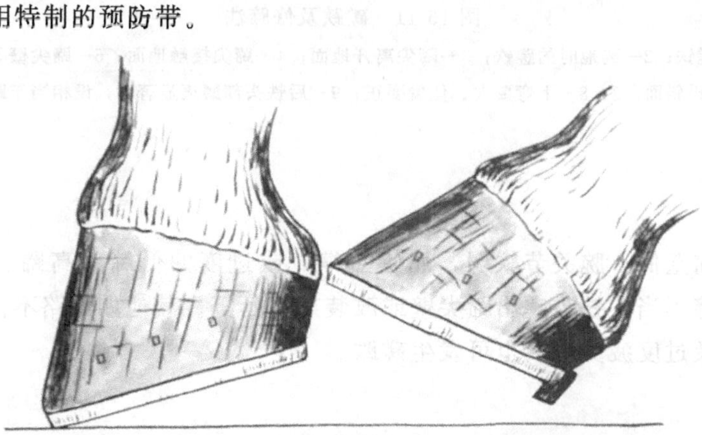

图 16-10　追突及追突蹄铁

第十一节　损征马装蹄法——磋跌

一、概述

马匹在运动中，出现“马失前蹄”的现象，称为磋跌。马匹运步时，前蹄在着地的瞬间，蹄尖冲撞地面，腕关节突然弯曲，甚至前倾栽倒（见图 16-11）。因此，腕关节前面常发生外伤，为腕关节黏液囊炎等的病因，且不易治愈。

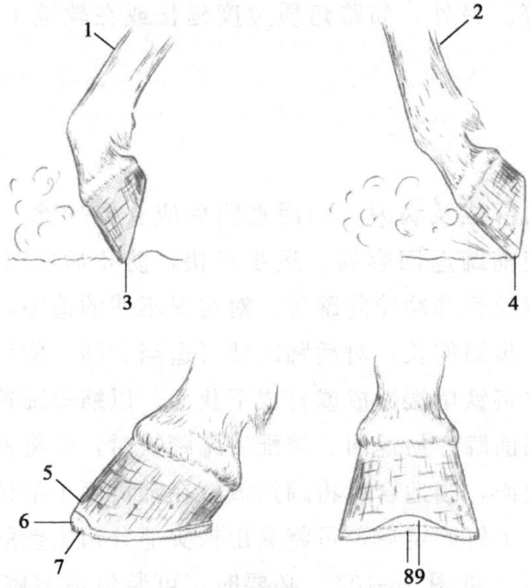

图 16-11　磋跌及修蹄法

1—着地时的蹉铁；2—离地时的蹉铁；3—蹄尖离开地面；4—蹄尖接触地面；5—蹄尖壁下部加以锉削；6—铁头接地面设斜面；7，8—上弯要大、位置要正；9—后铁头部磨灭显著时，设相当于蹄尖部大之铁唇

二、病因

多由于前壁低，腕关节软弱，屈腱短缩，或过度的低蹄和高蹄、广蹄或平蹄等，装、削蹄不当，铁头突出蹄尖壁或改装期迟延等。其他如道路不良、骑乘不熟练或体力弱及过度疲劳等，也可发生磋跌。

三、治疗

装蹄时，要多锉削前蹄蹄尖壁的下缘，使蹄的纵径缩短，铁头接地面锉出或打出下狭面，铁头不可向前突出，并设适度上弯。铁头过度磨灭时，可设大铁唇保护蹄尖壁（见图 16-11）。其他如加强马匹的锻炼、注意使役、防止过劳以及按时改装蹄铁等，都是预防发生磋跌的积极措施。

第十二节　变形蹄铁

一、概述

现代的马蹄铁按用途主要可以分为四类：普通蹄铁、冰上蹄铁、变形蹄铁和特种蹄铁。普通蹄铁应用最为广泛，前铁头部设铁唇，具有防止蹄铁脱落的作用。冰上蹄铁具有防滑性能，两铁支的接地面各有 2 枚防滑钉。变形蹄铁用于矫正肢势、蹄形和配合治疗，根据不同目的分为不同种类，如铁尾部有高根的铁脐蹄铁、铁尾部加厚的厚尾蹄铁等。特种蹄铁如山地蹄铁，为预防马被尖锐石块损伤蹄底，会在蹄铁与蹄底间加装有小孔薄铁板，并用金字塔形蹄钉固定。此外，还有专门用于赛马的薄而轻快的赛马蹄铁。

二、四分之三蹄铁

四分之三蹄铁的一侧铁支与普通蹄铁相同，而另一侧铁支只有普通蹄铁的 1/2 长，该铁支印沟较短，钉孔只有 2～3 个，铁尾部稍薄或将铁尾端打成下狭面（见图 16-12）。该蹄铁多用于一侧蹄踵狭窄和举踵蹄，对严重的交突和追突可起预防作用。装钉四分之三蹄铁主要是使患部免负体重，减少压迫，使蹄踵部在软地活动时，可接触地面吸收水分，软化角质，加强蹄的开闭功能，达到加速矫正蹄踵变形的目的。

三、半月状蹄铁

半月状蹄铁只有普通蹄铁的前一半，两侧铁支较普通蹄铁少 1/3 或 1/2，形状似半个月亮，故称为半月状蹄铁（见图 16-12）。半月状蹄铁多用于蹄踵狭窄、举踵蹄、高蹄以及严重的追突，初次装蹄的马骡也可应用。装钉半月状蹄铁主要是使蹄踵部直接接触地面，吸收水分，软化角质，加强蹄的开闭功能作用，对较严重的追突，可起预防作用。对初次装蹄的马骡，既可防止蹄角质磨灭，又不妨碍蹄机的正常活动，同时可减轻重量，便于运步。装蹄时，两铁尾必须与蹄踵负面的高度一致。

四、薄尾蹄铁

薄尾蹄铁与普通蹄铁的形状相同，只是从第一钉眼开始，铁支的厚度向后逐渐变薄，达到铁尾端时，约为铁头厚度的 1/2 或 1/3（见图 16-12）。薄尾蹄铁多用于蹄踵较高的马骡，追突马骡的前蹄也可装钉，以防止发生追突。

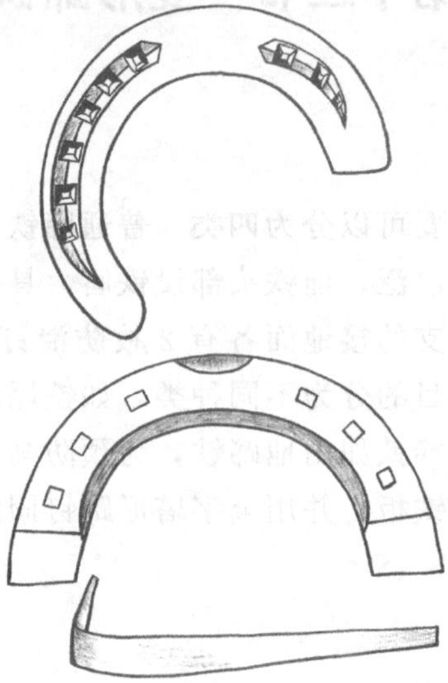

图 16-12　四分之三蹄铁、半月状蹄铁和薄尾蹄铁

五、狭窄蹄铁

狭窄蹄铁的前半部与普通蹄铁相同，从两侧铁尾部开始，内侧比外侧厚，使铁尾部的上面向外方倾斜，倾斜的程度依变形蹄的具体情况而定（见图 16-13）。狭窄蹄铁多用于蹄踵狭窄和举踵蹄，使蹄踵部抵于内厚外薄的倾斜面上。当蹄部负担体重时，能使蹄踢壁逐渐向外方开张，加强蹄的开闭功能活动，达到矫正蹄形的目的。但在装蹄时，必须注意蹄壁负面与蹄铁的倾斜面一致，剩缘应稍广，剩尾应稍长。

六、蹄踵开张蹄铁

蹄踵开张蹄铁的形状与狭窄蹄铁基本相同，但在两铁尾近末端的内侧缘，设有蹄支铁唇（见图 16-13）。蹄踵开张蹄铁多用于较严重的蹄踵狭窄、举踵蹄，特别是用于双举踵蹄效果较好。装钉这种蹄铁后，使两侧蹄踢壁受到蹄支铁唇的限制，再不能继续向内方狭缩，由于铁尾上面向外方倾斜，借助马体的压力和蹄部开闭的功能，可促使两侧蹄踵壁逐渐向外方开张，从而达到矫正蹄形的目的。

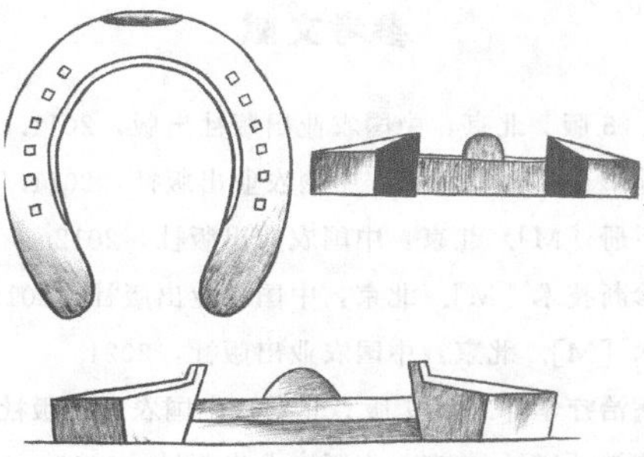

图 16-13　狭窄蹄铁、蹄踵开张蹄铁

七、舌状蹄铁

舌状蹄铁是在铁头部的中央设有向前的突出部，其长度约为铁头部铁支宽的1～2倍，此突出部稍向上方翘起，前端呈半圆形似舌状，故称为舌状蹄铁。两铁尾端可根据蹄形的实际情况，设适当高度的铁脐或不设铁脐（见图 16-14）。舌状蹄铁专用于栽蹄的马骡，防止栽蹄恶化，变成滚蹄。

八、蹬状蹄铁

蹬状蹄铁在铁头部的前方设有较长的挺出部，并向上后方弯曲，在弯曲部的顶端打成板状体，两铁尾端根据马骡蹄形的变化，可设适当的铁脐或不设铁脐（见图 16-14）。蹬状蹄铁专用于滚蹄的马骡。装蹄时，板状部位于蹄尖壁的蹄冠下方1.5cm 处，并稍留间隙，防止压迫蹄壁。装钉后，利用前方的挺出部制止蹄部继续向前方栽滚。

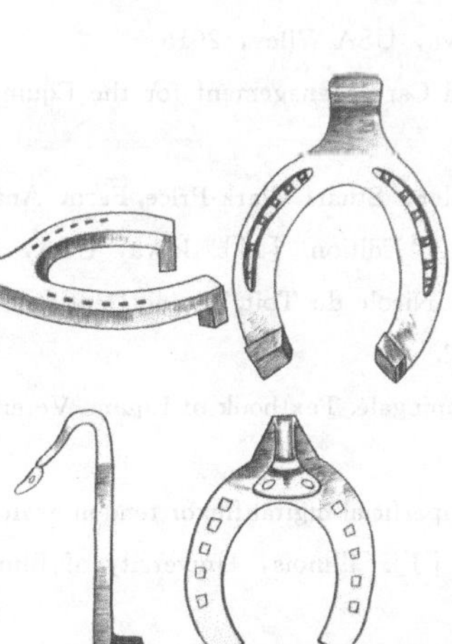

图 16-14　舌状蹄铁、蹬状蹄铁

参考文献

[1] 王洪斌．兽医外科学［M］．5版．北京：中国农业出版社出版，2011.

[2] 林德贵．兽医外科手术学［M］．5版．北京：中国农业出版社，2011.

[3] 汤小鹏，齐长明．马兽医手册［M］．北京：中国农业出版社，2012.

[4] 孙凌霜，李守军．马兽医诊断技术［M］．北京：中国农业出版社，2019.

[5] 张敏．马病中兽医诊疗技术［M］．北京：中国农业出版社，2021.

[6] 于康震，王晓钧．现代马病治疗学［M］．7版．北京：中国农业出版社，2020.

[7] 王春璈．奶牛疾病防控治疗学［M］．北京：中国农业出版社，2013.

[8] 沈正达．羊病防治手册［M］．北京：金盾出版社，2009.

[9] 荣光，王金良，王韵斐．基层兽医常见羊病诊疗手册［M］．北京：中国农业科学技术出版社，2020.

[10] 陈耀星．家畜解剖学［M］．3版．北京：中国农业大学出版社，2009.

[11] 马世平．家畜骨折病临床体会［J］．畜牧兽医科技信息，2016（10）：44-45.

[12] 王镇山，参都哈西，恩特马克．普氏野马的修削蹄技术和治疗［J］．畜牧兽医科技信息，2014（03）：49-50.

[13] 李云章，韩国才，王宇．马场兽医手册［M］．北京：中国农业出版社，2016.

[14] 张森，柳旭伟，杨靖宇，等．马蹄病的诊治体会［J］．畜牧兽医杂志，2021，40（1）：83-84＋86.

[15] 韩博，张海彬，夏兆飞．动物疾病诊断学［M］．北京：中国农业大学出版社，2004，10：75.

[16] Hindson，Agnes Winter. Manual of Sheep Diseases，2nd Edition［M］. Iowa，USA，Wiley Blackwell，2008.

[17] Peter D Constable，Kenneth W Hinchcliff，Stanley H. Done and Walter Gruenberg，Veterinary Medicine：A Textbook of the Diseases of Cattle，Horses，Sheep，Pigs and Goats，11th Edition［M］. Amsterdam，Netherlands，Elsevier，2016.

[18] George Fthenakis，Paula Menzies，Therapeutics and Control of Sheep and Goat Diseases，An Issue of Veterinary Clinics：Food Animal Practice［M］. Amsterdam，Netherlands，Elsevier，2011：38-40.

[19] Ian Aitken，Diseases of Sheep，4th Edition［M］. Tunbridge Wells，UK，Blackwell Publishing，2007.

[20] Kurt A Grimm，Leigh A Lamont，William J Tranquilli，et al. Veterinary Anesthesia and Analgesia，5th Edition［M］. Ames，Iowa，USA Wiley，2015.

[21] Dean A Hendrickson. Wound Care Management for the Equine Practitioner［M］. Wyoming，USA，Teton New Media，2004.

[22] HuiChu Lin，Thomas Passler，Stuart Clark-Price. Farm Animal Anesthesia：Cattle，Small Ruminants，Camelids，and Pigs，2nd Edition.［M］. Iowa，USA，Wiley Blackwell. 2022.

[23] Jack Easley，Padraic Dixon，Nicole du Toit. Equine Dentistry and Maxillofacial Surgery［M］. Iowa，USA，Wiley Blackwell，2022.

[24] Rosina Lillywhite，Marie Rippingale. Textbook of Equine Veterinary Nursing［M］. Iowa，USA，Wiley Blackwell. 2024.

[25] Karlin，William M. Equine superficial digital flexor tendon evaluation using low field magnetic resonance imaging and ultrasonography［J］. Illinois，University of Illinois at Urbana-Champaign，2010（1）：1-6.